AF356339

EXPERIENCES

ET

DEMONSTRATIONS

Faites à l'Hôpital de la Salpêtriere, & à S. Côme en préfence de l'Académie Royale
de Chirurgie.

Pour fervir de fuite & de preuves

A L'ESSAI SUR LES MALADIES

DES DENTS, &c.

ET UNE

PHARMACIE ODONTALGIQUE
ou Traité des Médicamens, fimples
& compofés propres aux maladies
des Dents, & des différentes parties de la bouche, à l'ufage des
Dentiftes.

Par M. BUNON, *Chirurgien Dentifte*
à Paris.

A PARIS,

Chez {
BRIASSON, ruë S. Jacque, à la Science.
CHAUBERT, à l'entrée du Quai des
Auguftins du côté du Pont S. Michel,
à la Renommée & à la Prudence.
La Veuve PISSOT, à la defcente du
Pont-Neuf, à la Croix d'or.

M. DCC. XLVI.

Avec Approbation & Privilege du Roi.

A MONSIEUR

DE LA PEYRONIE,

Ecuyer Conseiller, Premier Chirurgien & Médecin Consultant du Roi, Seigneur de Marigny & autres lieux ; ancien Maître d'Hôtel de la Reine, Chef de la Chirurgie du Royaume, &c.

MONSIEUR,

Quand vous auriez moins de droit que vous n'en avez, sur ce nouvel Ecrit, qui n'est proprement que la suite de mon Essai, comme il est en quelque façon votre Ouvrage autant que le mien, je ne pourrois le faire paroître sous d'autres auspices que les vôtres ; c'est vous, MONSIEUR, qui avez exigé de moi, pour la satisfaction du Public & pour mon honneur, les démonstrations qu'il contient; c'est à vous à couronner, si j'ose le dire, vos propres dons, en accordant à ce Recueil d'experiences faites sous vos yeux la protection dont vous avez honoré les prémices de mon travail.

Pour moi qui ne puis saisir avec trop de soin toutes les occasions de vous marquer mon

zele & ma vive reconnoiſſance,
je trouve heureuſement ici mon
inclination d'accord avec mon
devoir. Je ſuis avec un profond
reſpect,

MONSIEUR,

Votre très-humble & très-
obéiſſant ſerviteur,
BUNON.

AVERTISSEMENT.

PLusieurs personnes, & surtout des gens du métier,
après avoir lû mon *Essai sur les
maladies des Dents*, ont trouvé
(comme il me l'est revenu de
plus d'un endroit, & que l'on
me l'a dit à moi-même) que j'é-
clairois trop le Public sur cette
matiere. On a prétendu que
l'interêt de l'art exigeoit un peu
moins de développement. On
conçoit de reste dans quel esprit on a pû me faire un pareil
reproche. Mais si un Ouvrage
que bien des Lecteurs ont cru
faussement de pure spéculation
a pû allarmer mes Censeurs,
que penseront-ils de ce nouvel
Ecrit, où je trahis sans ména-
gement les plus importans secrets de l'Art. Pourront-ils avec

un peu de réfléxion blâmer, comme ils ont déja fait, mon zéle ? Quelle idée donneroient-ils de leur équité, de leur desinteressement, de leur humanité ? N'est-ce point s'élever tacitement contre tant de Compagnies célébres établies pour la perfection des Sciences & des Arts ; puisque leurs travaux n'ont point d'autre objet que de dissiper nos ténébres & d'ajoûter à nos lumieres ? Quel autre esprit anime entr'autre *l'Académie Royale de Chirurgie*, ce glorieux monument du plus beau des Régnes, & qui fait tant d'honneur à la Nation ! Le but de cet utile établissement, par les observations & les expériences qu'il ramasse de toutes parts, par l'émulation qu'il excite en proposant des prix aux talens, par les excellens mémoires qu'il met au jour, n'est-

il pas de procurer au Public toutes les connoissances qui peuvent l'interesser ? Si tous les
Membres de cette Compagnie
étudient avec tant de soin la nature , est-ce pour laisser retom-
ber le voile qu'ils s'efforcent de
lui arracher , & nous cacher
leurs découvertes ? C'est donc
pour contribuer autant que je
puis , au bien de mes Conci-
toyens , de la posterité, de tout
le genre humain que j'envisage
à leur exemple; c'est pour contribuer aux progrès d'un Art
qu'ils portent si loin , que j'ai
cru ne devoir épargner ni travaux ni veilles pour perfectionner la partie à laquelle je me suis
consacré.

Au reste , sans approfondir
les vuës de ceux qui ont pû ta-
xer mon zéle d'imprudence ou
d'indiscrétion , je sçai qu'elles
sont fort opposées à l'esprit ge-

neral du Corps, & je réponds bien que le plus grand nombre, ou du moins les plus habiles gens loüent d'autant plus volontiers mon travail, que ſi leur ſuperiorité les empêche d'en tirer le même fruit que le commun des Lecteurs, ils ſont aſſez juſtes pour reconnoître qu'il peut être extrémement utile aux autres, & principalement aux Dentiſtes.

En effet, à quoi tend mon Ouvrage? ſi ce n'eſt à rendre les peres & meres plus attentifs qu'ils ne le ſont, ſoit aux accidens qui peuvent ſurvenir à leurs enfans dans la naiſſance des Dents, pour en prévenir les maladies; ſoit aux moyens de conſerver cet utile ornement dans un âge plus avancé, & de garantir la plupart des parties de la bouche des maux qu'entraîne l'éloignement qu'on a

d'ordinaire pour le Dentiste, si
ce n'est à détruire les préjugés
qui rendent notre ministere si
formidable aux gens peu ins-
truits, & à leur inspirer une confiance qui ne peut tourner qu'au
bien du public, & à l'honneur
de notre profession.

Car enfin si l'art du Dentiste
n'exige point autant de connoissance que la fonction du Médecin, ou celle du Chirurgien proprement dit, il a sur elles un
avantage évident, en ce qu'il
l'exerce sur des parties qui s'offrent à découvert au premier
aspect, de façon qu'il opere
toujours surement; mais principalement en ce que le Dentiste
apperçoit dès leur source la plus
éloignée, les maladies qui sont
de son ressort, qu'il en prévoit
toutes les circonstances sans se
tromper, ou très-rarement dans
ses pronostics, & qu'il est par

conséquent à portée de prévenir, de garantir ou de rémédier
suivant l'exigence des cas.

Quant aux principes que j'ai
établis dans mon *Essai sur les maladies des Dents*, puisqu'ils sont
adoptés par une Compagnie
composée des plus habiles gens
du Royaume, n'est-ce point
avoir en quelque façon réuni
tous les suffrages ? si j'ai répan-
du quelques lumieres sur des
matieres peu connuës jusqu'ici,
j'ai lieu de me flatter qu'elles ne
seront point inutiles à ceux mêmes qui cultivent d'autres parties de l'art ; puisque les Chirurgiens rencontrent souvent chez
les malades où ils sont appellés
des cas qui regardent notre ministere, & dont le plus habile
homme du monde, moins rempli de notre objet qu'un Dentiste qui en est uniquement occupé, pourroit se tirer diffici-

lement sans le secours de la theorie au défaut de l'expérience.

Mais l'envie attachée aux talens est-elle donc un mal nécessaire, & n'est-il pas honteux pour l'humanité qu'un peu de réputation ou de fumée acquise au prix de mille peines & d'un travail assidu, nous suscite des ennemis, même parmi ceux qui ne sont point nos rivaux? J'avouë que pour le progrès des Arts, *la noble jalousie est utile aux mortels:* elle sert d'aiguillon au mérite qui en est l'objet; elle nous rend plus attentifs & plus circonspects, & soutient l'émulation parmi les Artistes; mais il ne faut pas la confondre avec la basse envie dont la calomnie est inséparable. Il ne manquoit plus au succès de l'Ouvrage en question que de l'exciter contre moi, & je n'ai que trop éprouvé sa malignité.

Si mes envieux avoient pû s'en
prendre à cet Ouvrage même,
ils n'auroient pas cherché sans
doute à m'enlever le foible honneur de l'avoir fait. Mais comme apparemment mon Essai s'est
trouvé hors de leurs atteintes,
ils ont tourné leurs efforts contre moi personnellement. Je n'ai
écrit, si on les en croit, que sur
les mémoires ou instructions de
quelque habile Médecin, ou Chirurgien du premier ordre, qui a
bien voulu publier ses découvertes sous mon nom, & s'éclip-
ser généreusement pour me faire distinguer de la foule. Ma réponse à ces calomnies est courte.
Je défie formellement, & j'invite même tous ceux qui préten-
dent avoir quelque connoissance de ces faits, de le déclarer pu-
bliquement, & d'en donner la
moindre preuve ou le moindre
indice. Si quelqu'un même peut

découvrir quelque Ouvrage de Médecine ou de Chirurgie en quelque langue que ce soit, où il se trouve aucun vestige de ce que j'ose appeller avec fondement le seul fruit de mon expérience & de mes travaux, je le somme authentiquement de dénoncer le plagiat; & pour pousser la confiance encore plus loin, en pressant de nouveau mes envieux de faire à ce sujet toutes les recherches possibles, je promets de récompenser leurs soins suivant mon pouvoir, & le mérite de la découverte, s'ils en font aucune. Voilà pour le fond de l'Ouvrage qui m'appartient uniquement, & dont je ne crois pas que qui que ce soit puisse absolument rien revendiquer.

Par rapport à la forme de mon Essai, on pourroit avec un peu plus de raison me soupçonner d'avoir emprunté la plume de

quelque

quelque homme de Lettres. Je
suis de bonne foy, & j'avouë
que ce n'est point mon métier
d'écrire. Appellé à celui que je
fais par ce goût naturel qui nous
détermine, & qui garantit presque toujours le talent, j'en ai
fait jusqu'à présent mon étude;
si j'ai acquis quelque capacité
dans cet Art, je la dois à une
application constante à ce qui
m'a paru dans ma Profession,
l'unique nécessaire pour moi,
& rien ne l'a jamais partagée.
Je ne suis donc rien moins qu'un
faiseur de Livres; mais pour sçavoir penser, raisonner, observer, combiner, & faire en un
mot toutes les operations de
l'entendement, il n'est pas question d'être *Auteur* dans le sens
qu'on donne aujourd'hui à ce titre équivoque, mais si commun.
Cependant comme il ne suffit
pas de penser, qu'il faut habil-

ler fes conceptions , & même
les orner quelquefois pour les
faire paffer agréablement dans
l'efprit des Lecteurs , on a be-
f in de ftile , d'ufage , & fi j'ofe
auffi m'exprimer, d'une certaine mécanique qui demande un
homme tout entier. Or ces differentes parties que je n'ai point
trouvées dans mon propre fond,
faute de Lettres & d'exercice ,
il a bien fallu les chercher ailleurs. J'ai fourni les materiaux
de l'Ouvrage , un de mes amis a
bien voulu les perfectionner ,
pour me faire parler ma langue plus poliment que je n'aurois fait , mais perfonne ne m'a
fait penfer ; & je puis regarder
un travail que j'ai toujours dirigé , par la dépendance où il
étoit néceffairement du mien ,
comme une production toute à
moi , & des plus légitimes.

Après cette petite juftification.

que j'ai cru me devoir, moins
pour moi-même & pour l'intérêt de ma réputation, que par
le respect que j'ai pour le Public,
il ne me reste plus qu'à rendre
compte du nouvel Écrit que je
mets au jour.

Cet Ouvrage, comme il est
exprimé dans le Titre, est exactement la suite de l'*Essai sur les
maladies des Dents*, dont il est une
dépendance nécessaire. C'est un
Recueil de Démonstrations que
j'ai faites tant à l'Hôpital de la
Salpêtriere, qu'à l'Académie
Royale de Chirurgie, & dont
l'objet est non - seulement de
confirmer ou de justifier tous les
faits établis dans mon Livre,
mais de le rendre encore plus
utile en appliquant l'expérience
à la théorie. J'ai appuyé mes
Observations des Exemples les
plus récens, que j'ai choisis parmi la foule de ceux que je me

b ij

propose de publier dans un Ouvrage qui suivra de près celui-
ci. J'y ai joint un petit Traité
des médicamens propres aux
maladies de notre reflort ; matiere neuve , & qu'aucun Dentifte n'avoit encore maniée *ex
prof.ffo.*

Ces deux morceaux font pré-
cedés d'un Difcours en forme
d'Avant - propos , qu'on peut
regarder proprement comme
l'hiftoire du premier Ouvrage ,
& de celui - ci. On y verra jufqu'où peut aller l'ambition des
découvertes & la marche d'un
Obfervateur opiniatre , livré à
cette utile paffion. Si quelqu'un
vouloit me blâmer d'être entré
dans certains détails qu'une im-
bécile modeftie auroit fuppri-
més , je le prie de fe fouvenir
qu'il n'y a point de vanité à fe
rendre juftice , & de fe rapeller
à cette occafion ce qu'on a dit

avant moi, & bien mieux que moi: *Ou le talent n'est rien, ou tout homme appliqué au progrès d'un Art, a de légitimes droits à l'honneur, & à toutes les récompenses dûës au succès.*

TABLE

DES CHAPITRES,

Paragraphes & autres Titres.

Expériences & Démonſtrations faites tant à l'Hôpital de la Salpétriere qu'à S. Côme, diſpoſées ſuivant la nature & l'analogie des maladies des Dents. *Premiere Partie.*

Démonſtrations faites à la Salpêtriere ſur des ſujets vivans.

CHAPITRE PREMIER.

De la maladie des Dents, appellée communément *Eroſion.* Nouvelles Obſervations ſur cette maladie, & ſur le nom d'*Eroſion* qu'on lui donne. Etat des Sujets de la Salpêtriere trouvés dans les différens cas de l'Eroſion,   131

Etat des Sujets de la Salpêtriere trouvés dans les différens cas de l'*Eroſion*, & rangés par ordre de Démonſtrations, ſuivant leur âge & les dégrés de la maladie, relativement aux matieres contenuës dans l'*Eſſai ſur les*

CHAPITRE CINQUIE'ME.

Expériences & Démonstrations. Seconde Partie.

Démonstrations faites sur des machoires & des Dents de sujets morts, ou résultant de l'extraction de Dents ôtées à des sujets vivans, dans plusieurs cas particuliers dont traite l'*Essai.*

CHAPITRE PREMIER.

CHAPITRE DEUXIE'ME.

PHARMACIE ODONTALGIQUE,
*ou Traité des Médicamens simples
& composés ,*

Propres aux maladies des Dents , & des différentes parties de la bouche , à l'usage des
Dentistes , 372

CHAPITRE PREMIER.

Des Médicamens simples propres aux Den-

Fin de la Table.

DISCOURS

DISCOURS
PRELIMINAIRE
OU
AVANT PROPOS.

Contenant plusieurs détails nécessaires pour l'intelligence de cet Ouvrage & de l'Essay sur les Maladies des Dents.

§. I.

Début de l'Auteur dans la profession de Dentiste.

INSUFFISANCE DE CET ART.

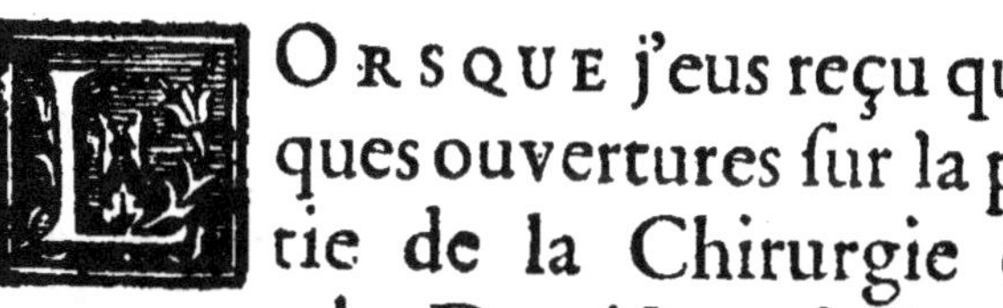

ORSQUE j'eus reçu quelques ouvertures sur la partie de la Chirurgie qui concerne le Dentiste, de la part

A

de ceux qui m'avoient initié dans cet Art, je brûlai de l'approfondir, & je me flatai d'acquérir par le commerce des gens du metier, les connoiſſances qui me manquoient. Mais toutes les lumieres que je pus tirer, ſoit des leçons qu'on me donna de vive voix, ſoit de la lecture des Ouvrages que je conſultai ſur cette matiere, ſe bornerent à connoître l'anatomie des parties ſur leſquelles je m'exerçois, telle qu'elle étoit établie alors, & les maladies des Dents les plus ordinaires, avec quelques-unes de leurs cauſes & les moyens d'y remédier; ce qui comprend en général les Dents, les gencives & les parties voiſines.

J'étois déja familiariſé avec les inſtrumens du Dentiſte, & le manuel des opérations; je fis une étude particuliere des remedes les plus convenables à toutes les maladies des Dents, & j'acquis bientôt par mon application toutes les notions que je croyois néceſſaires à l'exercice de ma profeſſion ; en ſorte qu'au bout de quelque tems, j'avois vû ou pratiqué plus d'une fois moi-même la plus grande partie des opérations de notre Art. Mais ſi j'eus lieu d'être content de mes premiers eſſais, je ne me trouvai gueres ſatisfait de tout ce que j'avois appris ou lû juſqu'a-lors.

Cependant perſuadé que la pratique aſſiduë d'un Art étoit la voye la plus ſure pour y faire des découvertes, je travaillai pluſieurs années en differentes Provinces. J'allois d'un lieu à l'autre, ôtant ſans ceſſe des Dents entiérement cariées ou ébranlées par l'effet du tartre & autres cauſes. Je nettoyois, je reparois des bouches dont le déſordre me faiſoit faire bien des réfléxions ſur tous les objets qui commençoient à m'occuper. Je voyois

des fluxions, des abcès, des fiſtu-
les & des ulceres, cauſés la plûpart
ſoit par la carie, ſoit par d'autres
inconvéniens dont j'ignorois alors
une grande partie, auſſi bien que
nombre de mes Confreres. Je
plombois, & je limois au beſoin;
& l'uſage fréquent de la lime ſervit
à m'en faire reconnoître l'utilité,
non-ſeulement pour l'ornement de
la bouche dont l'égalité des Dents
paroît à bien des gens être l'unique
objet; mais encore pour aſſurer la
ſolidité de ce précieux meuble,
dont la lime ſçait prévenir ou interrompre l'ébranlement, ſoit en
détruiſant les inégalités qui le cauſent, ſoit en ménageant quelquefois ces mêmes inégalités, lorſque
quelques Dents produiſent trop
d'effet dans leurs mouvemens, ſur
celles qui leur ſont oppoſées.

J'avois beau néanmoins joindre
à la pratique de ces differentes
opérations toute l'attention dont

j'étois capable , les réfléxions qu'elles me donnoient lieu de faire ne servoient qu'à me convaincre de plus en plus de l'insuffisance d'un Art qui n'alloit point à la source du mal. Je trouvois que s'il y avoit du mérite à soulager ou à guérir même sans retour les differentes maladies des Dents , il feroit infiniment plus avantageux au Public de chercher les moyens de les prévenir. Mais je ne sentois que trop combien ce dernier objet demandoit de travail & de connoissances, & je ne voyois point de route frayée qui pût me conduire à mon but.

En vain je consultois tous les gens de l'Art , dont l'expérience pouvoit me promettre quelques lumieres, Médecins, Chirurgiens, Opérateurs de Provinces : je ne négligeois personne , & j'avois soin de m'adresser à ceux qui avoient le plus de réputation. Je

fus lié même aſſez long-tems avec
un célébre Dentiſte, dont j'eſpé-
rois tirer un peu plus de ſecours
que des autres ; mais quand j'eus
examiné de près ſa théorie & ſa
pratique, je vis que ma confiance
étoit mal fondée. Comme je n'é-
tois pas plus ſatisfait des conférences que j'avois avec tous ceux que
je croyois propres à ſeconder mon
zéle & mes vûës, je compris que
cette partie de la Chirurgie avoit
été juſqu'alors aſſez négligée, ou
du moins peu approfondie, & les
ténébres dont je me voyois environné ne firent qu'enflammer
encore plus l'ardeur que j'avois de
les diſſiper, il étoit queſtion des
moyens.

Je m'imaginai tirer quelque fruit
de la lecture dès Livres de Médecine & de Chirurgie anciens &
modernes : je m'appliquai à diſcer-
ner les meilleurs, & j'employai un
tems conſidérable à parcourir avec

l'aide de quelques Sçavans, une infinité d'Auteurs Latins, Italiens, Allemands & Anglois. Toutes ces lectures, & ces recherches, en irritant ma curiofité fur quantité d'objets étrangers au mien, ne furent point capables de la remplir fur celui qui m'intéreffoit le plus, & me laifferent à cet égard l'efprit prefqu'auffi vuide qu'auparavant. Je reconnus feulement que tous les Auteurs qui ont traité foit de la ftructure du corps humain, foit des maladies locales & de leurs caufes, foit des opérations de Chirurgie, n'ont parlé des Dents qu'en général & très-fuperficiellement. Cependant comme je conférois de tout ce que j'avois lû avec ceux qui me paroiffoient capables d'éclaircir mes doutes, je profitai par ce moyen de quelques idées qui me réuffirent pour la pratique.

Mais j'étois toujours bien éloigné de mon but, & je défefpérois

d’y atteindre, quand je fongeois
que tous mes travaux n’avoient
encore abouti qu’à me confirmer
le peu de progrès qu’avoit fait
notre Art. Je voyois en effet clairement qu’il étoit prefque encore
borné à une forte de connoiffance
anatomique des Dents, & des
autres parties de la bouche ; connoiffance même, j’ofe le dire, qui
étoit affez fuperficielle, ainfi que
celle des maladies, & des remedes
curatifs ou prophylactiques. Je fentois de quelle importance il étoit,
pour ne pas reduire l’art du Dentifte à un aveugle mécanifme, de
joindre au manuel des opérations
qui eft le fondement de l’Art, &
aux notions anatomiques de toutes
les parties de la bouche qui inté-
reffent plus ou moins les Dents,
celles que font naître tous les jours
l’expérience & la réfléxion ; connoiffances préferables à l’adreffe
des mains, foit acquife, foit natu-

relle, puifqu'elle ne donne pas le génie ni les lumieres qui doivent la conduire. Mais l'objet qui me paroiffoit le plus digne de mon étude, & que je ne perdois point de vûë, étoit de chercher les moyens d'arrêter dès leur fource, ou de prévenir les maladies qui caufent la ruine des Dents. Car quoique dans la pratique des opérations où je réuffiffois affez bien, j'en reconnuffe de plus en plus l'utilité, la néceffité, je n'en venois jamais à l'extraction des Dents, fans regretter la perte d'un meuble fi utile. Je voulois conferver au lieu de détruire, & la fenfibilité que je reffentois à la vûë d'un grand nombre de bouches ravagées, foit par la carie, foit par une infinité de maux qui en font la fuite, me faifoit défirer ardemment d'en découvrir les caufes ou l'origine, pour les en préferver s'il étoit poffible.

Je remarquois que l'inconvénient le plus commun des opérations étoit d'être souvent trop tar-
dives, & par conséquent peu fruc-
tueuses. Je voyois que la plûpart
de ceux à qui l'on étoit obligé de
les faire, n'en recevoient qu'un
soulagement passager, & n'étoient
point garantis des suites. J'avois
d'un autre côté l'expérience que
quand elles étoient faites à propos
dans la vûë de détourner le mal,
de l'interrompre dans sa naissance
ou d'en arrêter le progrès, le secours
étoit toujours efficace & sur. La
cause de ces différens effets étoit
évidente & palpable, puisque les
premiers provenoient de la sécurité
de ceux, qui faute de faire visiter
leur bouche en ignoroient les dispositions, qui n'étoient déja que
trop avancées pour y produire un
grand désordre. Or le mauvais état
de leur bouche ne s'annonçant que
par des douleurs dont ils espéroient

la ceſſation ſans avoir recours au Dentiſte, & la cauſe ſubſiſtant toujours, le retour ou même le progrès du mal accompagné de nouveaux accidens, les forçoit de chercher un ſecours tardif, qui perd à proportion du délai de ſon efficacité : tandis que les autres plus attentifs à la conſervation de leurs Dents & à la propreté de leur bouche, n'ayant rien oublié pour ſe garantir des maux, des difformités & des pertes qu'entraîne inévitablement la négligence des premiers, recevoient de ces mêmes opérations, beaucoup moins douloureuſes pour eux, lorſqu'elles étoient jugées néceſſaires, tous les avantages qu'on peut ſouhaiter, ou au défaut des opérations, des avis qui produiſoient le même bien.

Si les divers exemples & l'expérience des perſonnes qui me paſſoient par les mains, me faiſoient

sentir la néceßité de faire visiter sa
bouche au moins une fois l'an, ou
plus souvent suivant ses dispositions, je trouvois que du côté de
l'Artiste il falloit bien des connoi̇s-
sances pour rendre ces visites utiles.
En effet, ce n'est pas aßez d'une
certaine routine par rapport au
manuel des opérations, ou de
quelques notions générales sur les
differentes parties de la bouche, à
quoi se borne le plus souvent toute la science du Dentiste ; il faut
avoir principalement cette habitude de réfléchir, & ce génie ob-
servateur qui conduisent aux découvertes & qui ménent à la per-
fections des Arts : sans cela tout
Praticien borné & servilement
aßujetti aux opérations de la main,
n'est qu'un Artisan exercé, qui
opére machinalement & comme
au hazard.

Mais avec toute l'ardeur que
j'avois alors d'étendre ma sphére,

j'avoüe que je n'étois pas plus
avancé que les autres. J'entrevoyois de grands avantages à découvrir l'origine de la carie & des
autres maladies des Dents. Je fentois que la néceſſité où l'on étoit
tous les jours de les arracher, provenoit du défaut de ces connoiſſances, & je regardois ce reméde
extrême comme un des plus grands
maux de l'humanité. Car enfin
(me diſois-je à moi-même) quoiqu'on ſoit en état de faire le plus
parfaitement du monde, & avec
la plus grande dextérité, toutes les
opérations de la main qui concer-
nent l'art du Dentiſte, ne feroit-
ce pas un bien infiniment plus
grand, de trouver quelque moyen
de nous en garantir, ou d'en rendre la néceſſité moins fréquente,
en conſervant toutes les parties de
la bouche faines ou moins ſujettes
aux maladies qui les attaquent, &

en arrêtant les progrès du mal dans
sa naissance.

---

§. I I.

*Premieres observations de l'Auteur
sur la Carie & les effets du Tartre, &c.*

J'Avois eu lieu de faire bien des
réfléxions sur la Carie, sur les
effets du Tartre, sur l'inégalité &
le mauvais arrangement des Dents,
& j'avois remarqué que ces dispositions étoient les principales sour-
ces du désordre où je trouvois une
infinité de bouches, malgré la
bonne qualité des Dents.

J'avois reconnu depuis long-
tems que la Carie est plus ou moins
fréquente, suivant les différentes
qualités des Dents, surtout suivant
celle de leur émail, & qu'elles sont
dans leur situation naturelle, ou

placées d'une façon extraordinaire. Plus j'examinois cette maladie
dans les bouches que je viſitois
depuis l'enfance juſqu'aux adultes,
& dans tous les âges de la vie ; plus
elle me paroiſſoit provenir de cauſes & de diſpoſitions aiſées à détruire, à prévenir ou à interrompre.

J'avois obſervé mille fois dans
un grand nombre de ſujets de tout
âge, & ſurtout dans de jeunes gens,
même dans les enfans qui n'ont
encore que leurs Dents de lait, de
certaines Dents qui au lieu d'être
d'un émail uni & poli, comme
elles doivent être naturellement,
quand elles ſont bien conformées,
avoient leurs différentes parties
écaillées, & comme percées ou
piquées par une infinité de petits
trous, de tubercules & d'inégalités
raboteuſes, qui avec la craſſe & le
Tartre qui s'y engagent preſque
inévitablement, rendoient ces

Dents d’un aspect désagréable.

Tous les Artistes que j’avois vus jusqu’alors, en me parlant des Dents en général, ne m’avoient rien dit de particulier de celles qui sont dans l’état que je viens de décrire; aussi je fus assez long-tems sans y faire plus d’attention qu’aux autres : mais enfin l’expérience m’ouvrit les yeux. Je remarquai que la Carie attaquoit plus fréquemment les Dents qui étoient dans cette disposition, & par conséquent que cette espéce de Dent y étoit plus sujette que les autres.

Ces remarques me firent naître l’idée de ne point perdre de vûë ces sortes de Dents, & d’y apporter toute mon attention. Toutes les observations que je faisois en conséquence me confirmoient dans mon opinion, & je n’hésitai plus à reconnoître cette disposition des Dents, pour une cause des plus prochaines & des plus ordinaires

de

de la Carie. Je trouvai que les molaires de lait principalement en
étoient atteintes , & qu'elles la
communiquoient à celles qui leur
fuccédoient furtout aux quatre
groffes molaires, qui viennent à
côté d'elles avant leur renouvellement.

Plus je m'affurois du fait , plus
il me paroiffoit important d'en approfondir la caufe. C'eft pourquoi,
je m'appliquai à connoître la conftitution des fujets en qui je trouvois de ces fortes de Dents. Je leur
faifois même des queftions pour
démêler , s'il étoit poffible , ce qui
produifoit cet effet. Je ramaffai
toutes les lumieres que j'en pus
tirer , autant qu'elles fervoient à
mon but ; je les conférois avec les
obfervations que j'avois déja faites
fur les diverfes conftitutions , ou
la différence des tempéramens &
de la conformation des corps. Je
trouvai que tous ceux qui dans

B

leur enfance avoient été attaqués
de *rachitis*, ou pour parler avec le
vulgaire, qui avoient été *noüés*,
avoient toujours les Dents, comme je l'ai marqué, plus ou moins,
suivant que la maladie avoit été
plus ou moins vive.

Il en étoit à peu près de même
de ceux qui dans leur enfance
avoient eu quelques-unes des maladies que j'ai désignées dans mon
Essay. Je conférai à cette occasion
avec plusieurs personnes de l'Art
pour m'éclaircir sur cette matiere,
j'en tirai peu de satisfaction. Je ne
pouvois pas même trouver de nom
pour caractériser cette disposition
des Dents, si disgracieuse & si
commune. Les uns prétendoient
que c'étoit une qualité de Dents
singuliere ; d'autres les appelloient,
Dents rongées, Dents graveleuses,
ou de mauvaise qualité. Toutes ces
variations prouvoient bien que le
désordre causé par cette disposi-

tion, n'étoit pas plus connu que
celui qui eſt occaſionné par d'autres qualités de Dents. Je fus donc
obligé d'en reſter-là, me défiant
néanmoins toujours des ſuites de
cette même diſpoſition ſur les
Dents de ceux qui s'adreſſoient à
moi.

Cependant convaincu que j'étois
qu'un des points les plus importans
de notre Art, étoit de connoître à
fond la vraie cauſe de l'accumulation ou des progrès du Tartre, je
ne négligeai rien pour la découvrir. Je le voyois ſe former à tout
âge plus ou moins abondamment,
même dans l'enfance, ſuivant les
diſpoſitions des ſujets & produire
les plus grands déſordres ; c'étoit
donc principalement aux diſpoſitions qui l'occaſionnent que je
croyois devoir toute mon attention, perſuadé que cette connoiſſance pourroit me conduire aux
moyens d'arrêter le mal dans ſa

source & d'épargner à une infinité
de sujets, les douleurs qu'il en coû-
te pour reparer le ravage qu'il fait
dans toutes les bouches où on le
laiſſe ſéjourner.

Je comprenois encore de quelle
importance il étoit de chercher &
d'approfondir les cauſes des diſpoſitions, qui produiſent l'irrégularité ou la difformité des Dents, &
leur adhérence aux alveoles : tous
accidens qui rendent l'extraction
de ces mêmes Dents ſi douloureuſe & ſi difficile. Enfin les inconvéniens & les maux que je voyois
réſulter tous les jours de la gêne,
où ſe trouvoient principalement
les troiſiémes groſſes molaires, par
le défaut de place qui ralentiſſoit
leur accroiſſement & ne pouvoit
contenir leur volume, me faiſoit
déſirer qu'on pût démêler d'où provenoient ces diſpoſitions, afin d'y
remédier s'il étoit poſſible.

Mais autant j'enviſageois d'avan-

tages dans ces differentes découvertes, autant elles me paroiſſoient
éloignées, par les ténébres dont
j'étois environné de toutes parts.
J'entrevoyois pourtant dans cette
entrepriſe aſſez de poſſibilité pour
m'encourager, & les difficultés
ranimoient mon zéle.

Ce fut dans cet eſprit que je
m'attachai à faire de nouvelles recherches, ſoit dans les Livres où
je crus trouver quelques lumieres
pour me conduire, ſoit parmi les
Maîtres de l'Art, avec qui je con-
férois ſouvent ſur toutes ces matieres. Mais au bout de toutes mes
peines, je ne me vis guéres plus
avancé que la premiere fois, &
elles n'aboutirent encore qu'à me
confirmer dans la conviction où
j'étois déja que jamais ces importans objets n'avoient été approfondis.

§. III.

Jugement sur l'Ouvrage de M. Fauchard.

J'En étois là, lorsque me trouvant à Anvers, j'appris qu'il paroissoit depuis peu un Ouvrage du célébre *M. Fauchard*, qui traitoit avec étenduë de cette matiere, & qui étoit intitulé LE CHIRURGIEN DENTISTE. Le nom & la réputation de l'Auteur étoient déja trop répandus pour n'être pas venus jusqu'à moi. Je connoissois donc son habileté : j'avois traité nombre de personnes qui s'étoient servi de son ministére avec succès, & j'avois reconnu la main d'un excellent Artiste dans plusieurs bouches, qu'il avoit beaucoup mieux dirigées que ne font la plûpart des autres Dentistes. Il n'en falloit pas tant sans doute pour

piquer ma curiosité. Je me flattois
de trouver dans son Ouvrage de
quoi bien abréger le travail que je
meditois, & résolu d'en profiter,
je cherchai le Livre inutilement
chez tous les Libraires d'Anvers &
de Bruxelles. Je le vis peu de tems
après à Maubeuge entre les mains
d'un Opérateur qui l'avoit apporté
de Paris. Mais il étoit si jaloux d'un
Livre dont il ne pouvoit se passer
un instant, que j'eus toutes les peines du monde à pouvoir en disposer une heure ou deux seulement.

Il ne me fut pas possible en si
peu de tems d'en faire une lecture
suivie & utile. En parcourant
néanmoins l'Ouvrage, j'y apperçus
une infinité de bonnes choses qui
me firent désirer encore plus d'en
recouvrer un Exemplaire, & enfin quelque tems après j'en fis l'ac-
quisition à Givet, sous Charlemont,
où j'étois alors.

L'idée qu'une lecture plus réflé-

chie m'en donna, fervit à confirmer l'opinion que j'en avois con-
çuë d'avance, & je n'héfitai point
à le regarder comme le plus complet & le meilleur Ouvrage qui
eût encore paru fur cette matiere.

J'y trouvai entr'autres découvertes, tom. 1. ch. 5. p. 95. une def-
cription curieufe, quoiqu'ébau-
chée feulement, de l'état de ces
Dents dont j'ai parlé, & que je ne
pouvois définir fous aucun nom
connu des Dentiftes. Celui d'*Ero-*
fion que l'Auteur donnoit à cette
maladie, me parut approcher affez
de l'idée qu'il y attachoit, & faute
d'en trouver de plus convenable,
je l'adoptai, mais bien réfolu de
déveloper l'origine & les fuites de
cette maladie, autrement que
l'Auteur n'avoit fait, quoiqu'il la
reconnut auffi bien que moi pour
une difpofition à la Carie.

Je m'attendois à trouver encore
dans le Livre de M. Fauchard bien

des

des lumieres fur les Dents de lait,
je veux dire fur l'ordre de leur fortie, & les circonftances de leur renouvellement par rapport à celles
qui les remplacent. Mais par ce
qu'il en dit au premier Chapitre
du premier Volume, page 32, je
compris que nous n'étions guéres
mieux inftruits l'un & l'autre fur
cet article, que les Anciens. « Pour
» concevoir, *écrit l'Auteur*, la véri-
» ritable caufe de la chûte de ces
» Dents, il faudroit pouvoir ren-
» dre raifon de la façon avec la-
» quelle leur corps fe fépare de
» leurs racines ; mais comme c'eft
» une queftion qui jufqu'à préfent
» refte indécife, il faut fe conten-
» ter de rapporter ce qu'on obfer-
» ve d'ailleurs dans leur chûte, ou
» dans la féparation de leurs al-
» veoles. »

Voilà de fon aveu des faits igno-
rés, ou du moins indécis jufqu'a-
lors. Cette indécifion au lieu de me

rebuter , ne fit qu'enflammer encore plus le défir ardent que j'avois
de connoître & de pénétrer ces
effets naturels, pour être en état
d'en rendre raifon , ou de fçavoir
par moi-même à quoi m'en tenir
dans le cas d'une impoffibilité in-
furmontable.

En continuant à lire avec attention l'Ouvrage de M. Fauchard ,
je trouvai dans le fecond Volume ,
Chapitre 12. page 102. une plan-
che contenant 21 figures de Dents
extraordinairement conformées ,
& dont par conféquent l'extraction ne peut-être que très-douloureufe & fort difficile. Mais je reconnus que l'Auteur ne donnoit
aucun éclairciffement fur la caufe
de toutes ces difformités , & qu'il
n'étoit point du tout queftion dans
dans fon Livre des moyens de les
prévenir , ce qui étoit le point de
vûë de tous mes travaux.

Je rencontrois donc dans *le*

Chirurgien Dentiste, une infinité d'excellentes chofes que je n'avois point vûës ailleurs, mais je n'étois pas fuffifamment fatisfait fur les objets qui m'occupoient le plus ; & le grand but de toutes mes recherches étoit, comme je l'ai déja dit, d'acquérir les connoiffances propres à me faire arriver aux moyens de conferver les Dents, & d'en affurer la durée, en prévenant leur altération, ou leurs maladies dès l'enfance.

Le *Chirurgien Dentiste* m'expliquoit bien les deux principales caufes de la Carie, l'une interne & l'autre externe ; & je les trouvois à coup fur beaucoup mieux éclaircies dans ce Livre, qu'elles ne l'avoient encore été Mais en pratiquant, j'avois découvert une infinité de routes cachées, par lefquelles cette maladie paffe pour attaquer les Dents & les détruire, fans être apperçuë que quand le défordre eſt parvenu au point d'être ſouvent irrémédiable. C'étoient ces cauſes entiérement ignorées que je voulois découvrir, ou connoître plus parfaitement.

L'embarras étoit où pouvoir puiſer toutes ces connoiſſances, & les ſecours qu'on trouve aiſément pour toutes les autres parties de la Chirurgie me manquoient abſolument pour celle-ci. Je ſçavois qu'il n'y avoit jamais eu de cours, ſoit public, ſoit particulier, où l'on enſeignât la théorie de notre Art, quoiqu'un pareil établiſſement fût très-néceſſaire, tant par rapport au bien public, qu'à l'honneur de la Chirurgie. J'avois lû à peu près ſur cette matiere tous les Livres où je pouvois eſpérer de trouver au moins d'utiles notions, ſans en être beaucoup mieux inſtruit : Et que lire après M. Fauchard ? La Préface de ſon Ouvrage, les Approbations qui ſont à la tête données par de grands Médecins, & celles de plusieurs Chirurgiens célébres qu’on y a jointes, me confirmoient encore que la matiere (suivant le témoignage qu’ils en rendoient) *étoit restée ensevelie jusqu’alors dans l’obscurité.*

Ainsi tout le fruit que je pus tirer du Livre de M. Fauchard, ne me détourna point du projet que j’avois formé, & ne fit qu’exciter vivement mon zéle ; ensorte que je résolus de ne rien épargner pour y réussir. Après avoir long - tems rêvé sur les moyens de l’exécution, je conçus l’idée d’un plan qui me parut propre à m’assurer du succès de mon entreprise, & je me déterminai à le suivre. Ce nouveau plan de recherches entraînoit à la vérité bien des peines & de la dépense ; mais la peine ne m’effrayoit point, & quoique je ne fusse point opulent, j’espérois, quant à la dépense, pouvoir y suffire par mon travail,

ou par une grande œconomie.
D'ailleurs on va toujours assez loin,
quand on est soutenu comme je
l'étois, tant par l'amour du bien
public, que par l'intérêt de sa réputation ; seuls motifs dignes d'a-
nimer ceux qui pensent un peu
noblement, & que j'ai toujours
envisagés préferablement à ma
fortune.

Ce fut dans ces dispositions,
qu'après avoir bien digeré mon
plan, je me mis en devoir de l'exé-
cuter, afin que si tous les travaux
que son exécution me faisoit entrevoir d'avance agréablement, pouvoient me produire des découvertes, je pusse seconder les vûës de
M. Fauchard, & contribuer de ma
part, à son exemple, à l'honneur
de la Chirurgie Françoise, si juste-
ment estimée de toutes les Na-
tions.

§. IV.

Plan d'observations formé par l'Auteur ; découvertes qu'elles lui produisent. Cause de l'Erosion, &c.

IL falloit pour réussir dans ce grand Ouvrage des observations multipliées, exactes & suivies, mais confirmées principalement par des faits & des expériences réiterées. Je me proposai donc d'observer en premier lieu un grand nombre de Dents & de machoires de toute espéce. Mon attention devoit se porter jusqu'à la formation de ces délicates parties dans le fœtus, toutes les fois que je serois à portée d'en voir d'assez formés pour pouvoir en discerner quelque ébauche ; ce qui supposoit en même tems que le fœtus fut maniable. Je comptois en suivre ainsi les progrès ou l'accroissement autant qu'il me feroit poffible, jufqu'au terme de la naiffance.

J'avois deffein en fecond lieu d'examiner avec foin l'état des femmes groffes, foit par moi-même, en m'appliquant à connoî-tre leur tempéramment & leurs différentes conformations, foit par des informations exactes, de toutes les circonftances de leur groffeffe, régime, nourriture, in-difpofitions, excès, peines, cha-grins, & même paffions : enfuite d'obferver les enfans immédiate-ment après leur naiffance & pen-dant leur allaitement.

Je voulois en troifiéme lieu que mon examen s'étendit jufqu'aux nourrices de profeffion, & aux meres qui nourriffent leurs propres enfans. Mon but étoit de faire à leur égard les mêmes remarques qu'aux femmes enceintes, afin de voir en conféquence ce qui arri-voit aux enfans fuivant les diffé-

rens états de la nourrice, c'eſt-à-
dire, pouvoir démêler le principe
des accidens qui leur ſurviennent
d'ordinaire, avant ou après la ſortie de leurs premieres Dents, &
m'aſſurer de l'état de ces Dents, ou
de celles qui leur ſuccédent, à la
ſuite des maladies qui avoient pû
ſe rencontrer dans les différens pé-
riodes de la premiere, ou de la
ſeconde Dentition.

Enfin mon plan étoit d'obſerver
la naiſſance & les progrès des
Dents, avec tout ce qui pouvoit y
avoir le moindre rapport, depuis
leur germe dans le fœtus juſqu'à
l'âge le plus avancé. Or je laiſſe
imaginer aux Praticiens, qui ont
fait pour d'autres objets de pareils
cours d'obſervations, tout ce que
celles - là peuvent me couter de
ſoins, de peines & de dépenſe.

Cependant je fermai les yeux
ſur toutes les difficultés de cette
entrepriſe. Celle qui me paroiſſoit

la plus grande, étoit de trouver à mon gré des sujets dans tous les cas dont je voulois m'assurer, & d'en trouver suffisamment. Mais sans m'embarasser de suivre un ordre si méthodique dans mes recherches, je résolus de profiter de toutes les occasions qui se présenteroient, sauf à ranger un jour mes observations dans l'ordre naturel, suivant les circonstances qui serviroient à les varier & à les confirmer.

Les lieux qui parurent m'offrir la plus abondante moisson pour la récolte que je voulois faire, étoient les Hôpitaux, les Ecoles, les Villages, & les quartiers des Villes qui sont occupés par le menu peuple. J'y comptai trouver à mon choix des femmes enceintes & des nourrices que je pourrois interroger ou examiner par moi-même, pour découvrir leur état & celui de leurs enfans, rélativement à mon systême.

J'efpérois intéreffer à mon entreprife les Médecins & les Chirurgiens, tant des Hôpitaux que des
Campagnes, les Sages - femmes,
les Maîtres & Maîtreffes d'Ecole,
même les Curés, & toutes les perfonnes capables de fe prêter à mes
vûës. Je n'épargnai rien pour y
parvenir, & trouver matiere à mes
obfervations.

Les Hôpitaux & autres lieux femblables où fe trouvent des fujets
en grand nombre, étoient les principaux atteliers où je comptois
diriger mes études, afin que mes
obfervations étant plus fuivies, &
moins interrompuës dans leur progreffion, je puffe les concilier ou
les conférer, & confirmer les unes
par les autres.

Je commençai donc à travailler
fur ce plan, & je m'y livrai fans
relâche partout où je trouvois affez
de fujets pour pouvoir le fuivre;
tellement qu'il n'y avoit d'autre

interruption que celles qu'appor-
toient néceffairement le changement des lieux, la difette des fujets, & les foins que j'étois obligé
de prendre pour m'en procurer.
Je fis par ce moyen un nombre
infini d'obfervations, tant fur les
vivans que fur les morts, & je n'en
adoptois aucune qu'après bien des
répétitions qui m'en garantiffoient
l'exactitude.

Je m'attachai d'abord à bien
conftater toutes celles que j'avois
faites fur le germe & le premier
état des Dents. Je ne prétendois
pas fans doute arriver au point de
pénétrer le myftére du *cahos humain*, dans le dévelopement pro-
greffif des machoires & autres parties de la bouche. Mes obfervations fe bornoient aux différens
dégrés de leur confiftance, plus ou
moins folides dans les divers tems
de la conception & de la naiffance
de l'enfant, & j'interrogeois la

nature fur les différences que j'ap-
percevois. Je remarquai que de
plufieurs enfans, les uns dont la
naiffance prématurée étoit l'effet
des accidens ordinaires qui l'occa-
fionnent, mais dont la mere fe
trouvant faine & d'une bonne
conftitution, avoit joüi d'une
bonne fanté avant & pendant fa
groffeffe, fans aucun autre inconvénient que celui d'un accouche-
ment précoce ; les autres nés pareillement avant terme, ou même
au terme ordinaire, mais dont la
mere, foit pour être mal faine,
ou d'une compléxion délicate,
foit pour avoir ufé d'alimens nuifibles, foit pour avoir eu des cha-
grins, ou quelque paffion violente,
avoit reffenti pendant fa groffeffe
différentes incommodités ; toutes
chofes d'ailleurs égales entr'eux
pour le tems de la conception &
pour l'avancement des Dents, les
derniers les avoient toujours d'une

confiftance moins folide & de plus
mauvaife qualité que les autres.
Ces obfervations réiterées fur des
enfans nés dans ces circonftances,
me conduifirent à remarquer encore, que les premiers étoient
moins malades à la fortie des Dents
de lait, & qu'elles leur fortoient
en plus grand nombre, fans en être
prefqu'incommodés, ou même
qu'on s'en apperçût, tandis que les
autres étoient tourmentés de convulfions perpétuelles, qui en fai-
foient périr une grande partie.

Je reconnus en même tems que
ces différentes difpofitions des enfans, dépendant de celles où s'é-
toient trouvées les meres pendant
leur groffeffe, varioient encore
fuivant l'état des nourrices, c'eft-
à-dire, qu'elles étoient foutenuës,
ameliorées ou détruites, fuivant
les circonftances de l'allaitement.
Un exemple domeftique juftifiera
la réalité de cette obfervation.

Mon épouse qui est d'un très-
bon tempéramment eut deux premieres grossesses, pendant lesquelles elle n'éprouva d'autres incommodités, que les petites indisposi-
tions attachées nécessairement à
son état. De ces deux grossesses
sont provenus successivement une
fille & un garçon, qui ont succé
deux laits différens de la même
nourrice. Cette derniere étoit une
petite femme qui me parut saine,
bien temperée & joüissant d'une
bonne santé. Elle étoit d'ailleurs à
son aise, & vivoit fort tranquille
avec son mari. Ces dispositions me
firent augurer que mes enfans auroient une bonne Dentition. En
effet, m'étant informé de toutes
les circonstances de la sortie de
leurs Dents de lait, j'appris qu'elles étoient venuës à l'un & à l'autre
sans la moindre incommodité. La
fille qui a près de cinq ans, n'a euë
jusqu'ici aucune de ces maladies

de l'enfance, qui proviennent de
la fermentation des humeurs fu-
perfluës, contenuës dans la maffe
des liquides. Elle n'a eu que de
légéres indifpofitions, & fa part
d'une maladie épidémique, qui
régnoit dans le Village où elle a
été nourrie, & dont fa nourrice
même fut atteinte. C'étoit une fiévre pourpreufe très-violente, dont
eft mort en peu de tems un grand
nombre des habitans du Pays, &
dont la nourrice & l'enfant ont
heureufement échapé, quoique la
derniere n'eût pas encore un an.
Comme il manque à ma fille deux
incifives latérales, je compte que
cette maladie a fait périt les germes tant des incifives de lait, que
de celles qui devoient les remplacer à leur chûte. Quant au garçon
qui a près de 4 ans, il a joüi d'une
fanté parfaite depuis fa naiffance,
& à les Dents d'une bonne qualité
auffi bien que fa fœur.

Le

Le troifiéme de mes enfans qui
eft un garçon de deux 'ans & démie', a eu une nourrice dont l'apparence avoit prévenu tout le
monde, & moi-même en fa faveur.
C'étoit une femme d'un bon âge
pour cet emploi, & d'un embon-
point médiocre. Je me défiai pourtant un peu des effets de fon tempéramment qui me parut chaud,
& j'en craignis des influences funeftes à l'enfant à la fortie des
Dents de lait. Cette crainte ne
m'empêcha pas de le lui confier ;
mais je dis aux perfonnes préve-
nuës pour elle & à mon époufe,
que la fortie de ces Dents de lait,
feroit plus difficile & plus dangéreufe dans cet enfant, qu'elle ne
l'avoit été aux deux autres. En
conféquence, je recommandai
bien à la nourrice de fe rafraîchir
de tems en tems, furtout lorfqu'elle
fe fentiroit échauffée : ce qui m'at-
tira de fa part cette naïve réponfe :

D

Qu'elle n'étoit pas sujette à avoir plus chaud qu'une autre.

J'avois eu lieu de remarquer que quand il se trouvoit dans les nourrices un tempéramment totalement opposé à celui des meres & de leurs enfans, cette disposition ne manquoit guéres de rendre la sortie des Dents moins aisée ; mais qu'il ne résultoit au contraire que du bien pour l'enfant, quand la différence de son tempéramment à celui de sa nourrice étoit peu considérable, ou dans une juste proportion, qu'un œil intelligent discerne d'abord ; de façon, par exemple, qu'un enfant né avec les dispositions d'un tempéramment froid, entre les mains d'une nourrice qui avoit le tempéramment chaud, pouvoit en acquérir un temperé : Qu'il en étoit de même d'un enfant d'une compléxion tendante au chaud, & dont la nourrice avoit le tempéramment froid ; & qu'enfin un autre d'une compléxion temperée entre les mains d'une nourrice conftituée de même, pour peu que par les bons foins & l'attention convéna-ble, il fut maintenu dans cette difpofition la plus heureufe de toutes, étoit prefque toujours à l'abri des accidents qui accompa-gnent ou qui précédent la fortie des Dents : tandis que les enfans nés avec des difpofitions tendantes au chaud ou au froid, & allaités par des nourrices propres à mainte-nir ou à fortifier ces difpofitions, étoient ordinairement expofés à tous les dangers de la premiere Dentition.

Ce que j'avois prévu, par rap-port au mien, arriva. La fortie des Dents de ce troifiéme enfant fut très-douloureufe, & penfa lui coûter la vie. Je fus averti du dan-ger, & je prefcrivis auffi-tôt à la nourrice un certain régime dont

je lui envoyai le détail avec les
médicamens que je jugeai propres
à l'état de l'enfanr. Le tout réuf-
fit, & l'enfant a furmonté fort heureufement le péril. Outre l'inconvénient de la compléxion, que
j'avois reconnu dans cette nourrice, j'appris dans la fuite qu'elle
avoit encore des chagrins affez
fréquens à effuyer de la part de
fon mari, & qu'elle étoit fujette à
fe quereller & à fe mettre en cole-
re ; toutes difpofitions fort contraires à la bonne qualité du lait,
& dont les enfans ne manquent
jamais d'être les victimes.

Enfin à force d'examiner, de
remarquer, de réfléchir & de re-
paffer plufieurs fois fur toutes mes
obfervations, que je mettois réguliérement par écrit, je trouvai que
tous les enfans dont les meres pendant leurs groffeffes, ou les nourrices pendant leur allaitement, foit
par la délicateffe de leur complé-

xion, soit par quelque cause étrangere, avoient eu quelque altération, étoient d'ordinaire les plus
sujettes aux maladies de l'enfance,
telles que *le rachitis, la chartre,
la rougeole, la petite vérole, l'éthisie,
& la langueur, &c.* & que ceux
qui avoient été formés ou nourris
dans des dispositions contraires,
c'est-à-dire, plus favorables, en
étoient presque toujours exempts,
surtout avant la neuviéme & la
dixiéme année, ou même souvent
bien plus tard. Je reconnus encore
que l'érosion (ainsi que je l'ai nommée dans mon Essay d'après *M.
Fauchard*) étoit presque inévitable aux premiers, ayant trouvé
très-peu de sujets qui ayent eu les
maladies dont je viens de parler
sans être atteints de celle-ci, tandis que je ne voyois point chez les
autres le moindre vestige *d'érosion,*
& j'eus lieu d'en conclure que l'éro-
sion étoit l'effet des maladies de
l'enfance.

Il restoit à examiner si l'érosion précéde la sortie des Dents, ou si elle ne fait d'impression que sur celles qui sont sorties. Nouvelles observations de ma part, par lesquelles je m'assurai que les maladies de l'enfance ne produisent cet effet sur les Dents qu'avant leur sortie hors des alvéoles & même des gencives; que celles qui sont déja sorties, quand il survient quelqu'une de ces maladies, ne sont jamais atteintes *d'érosion*, non plus que les Dents des sujets qui n'ont point eu ces mêmes maladies, avant la sortie des Dents de lait depuis leur naissance, jusqu'à ce qu'elles soient toutes venuës, & même jusqu'à leur remplacement par les secondes Dents; tellement que quand on voit un enfant ou un adulte, dont les Dents sont marquées *d'érosion*, on peut conclure avec assurance qu'il a eu quelqu'une des maladies qui produisent cet effet, ou qu'il a ufé du lait d'une nourrice qui étoit enceinte, quoique bien conf- tituée d'ailleurs.

C'eſt ainſi qu'en recherchant la cauſe & les effets de *l'éroſion*, j'ai reconnu que les enfans provenans de meres qui n'ont eu pendant leur groſſeſſe aucune affection capable d'altérer leur conſtitution, & qui ont été allaités par des nourrices telles que je les demande, étoient moins ſujets aux maladies qui cauſent *l'éroſion*, & par conſéquent aux ſuites facheuſes qu'elle produit ſur les Dents, & ſur la ſanté d'un nombre infini d'enfans de tout âge, ce qui prouve bien de quelle importance il eſt de gouverner les meres & les nourrices, ſuivant les différens états où elles ſe trouvent, attention d'autant plus néceſſaire, que ces diverſes circonſtances peuvent produire des Dents, d'autant de qualités différentes, & plus ou moins ſuſceptibles des impreſſions foit de l'érofion, foit de la carie.

Mais fi par les précautions que j'indique, les maladies de l'enfance peuvent être moins fréquentes ou moins dangéreufes ; on fent en même tems la néceffité où font principalement les meres de fe conduire par les avis d'un Médecin expérimenté, d'un bon Chirurgien & d'un habile Accoucheur. C'eft d'eux qu'elles apprendront à fe gouverner, fuivant l'exigence des cas & les circonftances de leur groffeffe. C'eft encore à eux à faire le choix des nourrices, choix bien plus important qu'on ne penfe, & qui pourtant ne fuffit point pour affurer la difpofition des enfans, puifqu'elles doivent encore être gouvernées avec autant de foin que les enfans mêmes, par des fur-veillans attentifs & dont l'expérience foit connuë. Car je ne pré-tends point, fans doute, que les nourrices en fçachent tant. Je n'ai

garde

garde d'exiger d'elle des connoiffances ou des lumieres, dont elles
ne font nullement capables. Elles ne
font que les inftrumens dont nous
nous fervons pour décharger les
meres du pénible fardeau de l'allaitement. Elles doivent donc feule-
lement fe laiffer conduire, fuivre
exactement ce qu'on leur prefcrit,
donner avis des variations qu'elles
trouvent dans la fanté de leurs
nourriffons, & furtout ne rien cacher, ne rien déguifer ni de l'état
de ces enfans à la moindre incommodité qu'ils reffentent, foit à la
proximité de la fortie des Dents,
foit à quelqu'autre occafion que ce
foit, ni de leur propre état, quand
il leur arrive quelque indifpofition
dont les fuites font toujours funeftes aux enfans. Quoique les foins
que je recommande femblent regarder particuliérement les nourrices des gens aifés, ou celles qu'on
nomme *nourrices fur lieu*; ils peu-

E

vent s'étendre à un certain point jufqu'aux nourrices de campagne, & j'ai pour garant mon expérience.

Quel motif plus capable de nous porter à ne négliger aucun de ces moyens, que la feule confidération des maux qu'entraîne cette négligence ? Si la bonne ou la mauvaife conftitution des enfans dépend par des rapports fi prochains de celle des meres & des nourrices, que de défordres doivent s'enfuivre de l'inattention des unes & des autres, fur tout ce qui peut intéreffer ou leur fruit, ou leurs nourriffons ! De-là, cette fanté chancelante, & la plûpart des maladies qui tourmentent fi cruellement l'enfance. De ces maladies provient néceffairement la mauvaife qualité des Dents, fource inévitable de maux. Ces enfans d'ailleurs, plus fujets aux maladies qui caufent *l'érofion*, en ont pref-

que toujours les Dents attaquées,
& la carie qui en eſt l'effet ordinaire, leur prépare un enchaîne-
ment de douleurs pour toute la
ſuite de leur vie.

Quand on conçoit comment
l'eroſion eſt produite par les maladies de l'enfance que j'ai déſignées,
on comprend ſans peine que la
carie ſuit preſque inévitablement
l'éroſion ; mais pourtant ſelon les
circonſtances, je veux dire ſuivant
les impreſſions plus ou moins fortes qu'elle a faites, & ſuivant la
qualité des Dents, ou leur plus
ou moins de ſolidité, leurs diſpoſitions, leur arrangement. Car
celles qui ſont ſerrées, mal en
ordre, & diſpoſées de maniere à
retenir certaines portions de limon, ou les reſtes de quelques alimens acres ou acides, y ſont conſ-
tamment les plus ſujettes; & quand
ces diſpoſitions n'ont pas lieu, ſi
l'éroſion n'eſt que ſuperficielle, ſes

impreſſions ſont trop peu profondes (ſurtout ſi les Dents en ſont
exemptes, ou foiblement atteintes
dans leurs parties latérales) pour
retenir ces particules de limon ou
d'alimens qui les font carier; où
ſi la carie vient à s'y former, elle
fera bien moins de progrès, principalement ſur les groſſes molaires
& ſur celles qui remplacent les
molaires de lait, pourvu néanmoins qu'on ait eu l'attention
d'empêcher la communication des
Dents de lait cariées ſur ces ſecondes Dents.

Les Dents de lait étant formées
pour l'ordinaire, dans un tems où
une infinité d'accidens concour-
rent à rendre leur conſiſtence
moins ſolide, que celle des ſecondes Dents & des groſſes molaires
(ſuivant les diſpoſitions du ſujet)
elles ſont fort ſujettes à la carie
qui les détruit de bonne heure,
ſoit qu'elle ſoit cauſée par les tu-

bercules, les inégalités & l'enfoncement de leur émail, qui sont des effets de *l'érosion*, soit qu'elle provienne d'une autre cause. Il ne faut donc point négliger de reconnoître ces dispositions, surtout lorsqu'on a pour indices quelques-unes des circonstances dont j'ai parlé; puisque dès la troisiéme ou la quatriéme année de leur âge, on peut voir s'il y a quelque danger à craindre & y remédier.

Pour revenir à mes observations, les découvertes qu'elles me produisirent, ne furent point bornées à la connoissance des causes & des effets de *l'érosion*; je découvris aussi la cause & les suites du mauvais arrangement des Dents, celle de leurs différentes conformations, & de la difformité de leurs racines. Je reconnus encore la maniere dont se forment ces mêmes racines, ainsi que la couronne de la Dent & la loge où les petites molaires font cachées comme dans un étui, fous les molaires de lait, & je fuivis tous les dégrés de leur accroiffement. Toutes ces obfervations phifiologiques font dévelopées clairement dans la premiere Partie de mon *Effay*, & font la matiere du quatriéme Chapitre. J'y explique les difpofitions & les circonftances qui rendent l'extraction de certaines Dents fi difficile, & quelquefois même impoffible, ou du moins dangéreufe. Je fais voir qu'une infinité de douleurs, de maux de tête & de fluxions, font occafionnées par le défaut de place, qui met à l'étroit les troifiémes groffes molaires appellées communément *Dents de fageffe*, lorfqu'elles viennent dans leur tems, c'eft-à-dire, au terme ordinaire de leur fortie, ou dans un âge plus avancé. Il a fallu pour m'affurer de ces divers obfervations, ouvrir un grand nombre de

fujets de tout âge, & je puis dire
que je n'ai jamais eu d'autre guide
que l'expérience : mais j'aurois cru
tirer peu de fruit de mes connoiffances, fi elles ne m'euffent conduit à trouver des moyens fûrs
pour prévenir toutes ces mauvai-
fes difpofitions, & j'ai tous les jours
la fatisfaction de les voir confirmer
par des fuccès.

La chûte des Dents de lait dont
la caufe ignorée ou du moins indécife, partageoit encore les Dentiftes, n'échapa point à mes recherches. Je fus affez heureux pour
la découvrir, & pouvoir même
rendre raifon de la façon dont le
corps de la Dent fe fépare de fes
racines, ce qui décide la queftion ;
je n'ai pas befoin d'appuyer fur les
avantages d'une découverte, dont
l'objet eft de procurer fans beaucoup de peine & fans aucun rifque
un arrangement convenable aux
Dents, & de les garantir des fuites

funestes qu'entraîne toujours un
désordre auquel on ne fait presque
jamais d'attention, que lorsqu'il
n'est plus tems d'y remédier.

Je réussis en même tems à éven-
ter la carie, sous les dispositions
peu sensibles qui nous en dérobent
la marche. Je découvris une infinité de routes & de détours cachés
par lesquels cette maladie vient
miner les Dents, & je décris dans
mon Essay (Chap. 4. p. 124.) les
effets singuliers de sa propagation,
provenant des rapports secrets que
les Dents ont avec leurs voisines &
leurs paralleles. J'aurois pu sans
doute m'étendre bien davantage
sur cette matiere; mais ne voulant
point grossir mon Livre aux dépens
de ceux qui ont écrit avant moi,
je me suis borné aux observations
particulieres qui m'appartiennent,
& je n'ai rien dit, ce me semble,
de cette maladie & de ses effets,
que ce qui en étoit ignoré.

C'est ainsi que toutes les parties de mon plan furent exécutées, & que je recuëillis le premier le fruit de mes travaux, par les lumieres que j'acquis sur les maladies que je viens de déduire, & par toutes les découvertes que j'ai publiées dans mon *Essay*. J'ose appeller les observations & les faits qu'il contient *découvertes*, & je ne crois pas qu'on puisse me refuser l'honneur d'en avoir fait de très-importantes. Car il est constant d'un côté, que les Dentistes ayant une fois la certitude de mes principes & des faits que j'ai établis, & s'attachant à les appliquer dans la pratique de notre Art, avec toute l'intelligence & la sagacité qu'il exige, se rendront infiniment plus utiles, & que le Public d'un autre côté, certain de la réalité des secours que peut lui donner le Dentiste, soit par ses avis, soit par ses opérations, pour prévenir nombre de maux payera de sa confiance un travail qui tend à en épargner un plus douloureux, tant aux adultes qu'aux enfans.

§. V.

Etablissement de l'Auteur à Paris. Jugement sur l'Ouvrage de M. Geraudly. Dissertation de l'Auteur sur les Dents des femmes grosses. Essay sur les maladies des Dents.

CE fut en parcourant différentes Provinces, plusieurs Ports de Mer & les Pays étrangers, que je fis ce cours d'observations : je l'avançai beaucoup dans le Pays de Liége, & principalement à Anvers, à Bruxelles, à Valenciennes & dans les Villages de Flandres. Enfin je terminai mes courses à Paris, pour me livrer avec plus de fruit à l'exercice de ma profession.

Mais si cette derniere Ville fut en
même tems le terme de mes péni-
bles recherches, je ne perdis point
de vûë mon objet. J'obfervois, je
remarquois tout, & tout fervoit
ou à confirmer, ou à rectifier mes
connoiffances. C'étoit en y ajoû-
tant chaque jour, que j'attendois un
tems favorable pour en faire part
au Public. Je travaillois déja dans
ce deffein à mettre quelque ordre
dans mes papiers, lorfqu'au commencement de 1737, il parut un
nouvel Ouvrage fur les Dents, par
M. Geraudly, célébre Privilégié
Dentifte. Comme il étoit intitulé
L'Art de conferver les Dents, je fus
(je l'avouë) fi frapé d'un titre qui
fembloit annoncer un plan tout
conforme au mien, que je ne pus
être infenfible au chagrin d'être
prévenu. Je m'imaginai que toutes les conférences que j'avois euës
fur les différens objets de notre
Art, foit dans les Provinces, foit

à Paris, étoient parvenuës jusqu'au
nouvel Auteur, & lui avoient pu
faire naître l'idée de ramaffer les
obfervations dont j'avois fait part
à quelques perfonnes, d'y ajoûter
les fiennes & de les publier. Je me
le repréfentois comme un concur-
rent dangéreux, qui plus actif &
plus connu que moi, étoit fufcité
par ma mauvaife étoile pour me
punir de ma lenteur & de mon
obfcurité. Je déplorois l'inutilité
de tous mes travaux, & fi l'amour
du bien public à qui je ne fentois
que trop, combien il eft indiffé-
rent en matiere de découvertes,
par quelle voye elles lui foient
tranfmifes, fi ce grand intérêt
dont j'étois rempli, faifoit taire
en certains momens les murmures
de l'amour-propre, bientôt l'homme reprenoit le deffus, & j'étois
défefperé qu'un autre auffi zélé que
moi fît taire mon zéle. Je cherchois avec empreffement le nouvel

Ouvrage, & je craignois de le trouver. Enfin la curiosité l'emporta ; je l'achetai , je l'ouvris en tremblant , & j'eus la force de le lire. Il me parut curieux & bien fait ; j'y reconnus tous les bons principes expliqués nettement & dans un bel ordre. Mais quel fut mon étonnement , ou pour avoüer ma foiblesse , quelle fut ma joye, quand je vis qu'il n'étoit rien moins que ce que le titre sembloit promettre , c'est-à-dire , nullement conforme à mon projet. Rassuré par cette lecture , je ne songeai plus qu'à perfectionner l'Ouvrage que je méditois & à y mettre la derniere main. Mais je ne crus pas pouvoir lui donner tout l'achévement que je désirois, avant d'avoir formé à Paris un établissement propre à me fixer. Je me présentai donc pour cet effet à S. Côme, où je fus examiné & reçu Chirurgien Dentiste en cette Ville.

Cependant comme je jugeai bien qu'étant peu connu du Public & des gens de l'Art, un Ouvrage publié sous mon nom s'attireroit peu d'attention, dans un Pays où les talens, pour se faire jour, veulent être prônés ; je trouvai à propos de débuter par quelque Ecrit, capable, sinon d'établir ou de commencer ma réputation, de prévenir au moins favorablement les personnes attentives aux progrès des Arts. Je fus d'abord annoncé par une Lettre qui fut insérée dans le Mercure de Janvier 1741, & qui roule sur la prétenduë Dent œillere ; dénomination fausse & ridicule, dont on y démontre l'absurdité. Cette Lettre m'encouragea à donner une *Dissertation sur les Dents des femmes grosses*, dans laquelle je fais voir le tort infini qui résulte, tant pour elles-mêmes que pour leur fruit, du dangéreux préjugé où l'on est, qu'il ne faut en aucune façon, ni dans quelque cas que ce soit, toucher aux Dents des femmes enceintes, ou seulement soupçonnées de grossesse. La découverte de cette erreur dont j'ai vû partout de tristes effets, n'est pas le moindre fruit que j'aye tiré de mes observations.

Après ce petit morceau hazardé pour préparer seulement les voyes, je me disposai à publier mon *Essay*. Mais je crus devoir le communiquer auparavant à quelques Maîtres de l'Art d'un mérite distingué, qui ont des bontés pour moi. Aussitôt que j'eus leur avis, je fis revoir l'Ouvrage par un homme de Lettres pour en rectifier le style, & réunir, s'il étoit possible, à la solidité du fonds dont j'étois bien sûr, toute la correction dont il étoit susceptible.

Ce fut dans cette communication de mon Livre encore Manuscrit, qu'il essuya les premiéres contradictions. Une infinité de doutes furent opposés aux vérités qu'il contenoit. L'ancienne & fausse opinion sur les Dents de lait, sur leurs racines & sur leur chute, revenoit à tout propos contre mon fystême. On me citoit nombre d'exemples, qui n'avoient acquis de l'autorité que parce que les faits n'avoient point été discutés avec assez d'attention, ou plûtôt observés d'assez près. On ne concevoit point encore la destruction des racines des Dents de lait par l'accroissement de celles qui les remplacent. On ignoroit que le corps, le collet, la voute & les racines des Dents, se forment successivement dans un sens opposé à la superficie supérieure de la couronne; que cette couronne est formée la premiére au fond & dans la capacité de l'alvéole, & que les autres parties aussi contenuës dans la même membrane vésiculaire, se forment

ensuite

enſuite l'une après l'autre *, ce qui ſe fait au moyen des ſucs portés par cette même membrane , ou par celle qui eſt contenuë dans la capacité de la Dent , & qui en tapiſſe la grande cavité & celle des racines. On étoit par conféquent bien éloigné d'imaginer que ces divers accroiſſemens ſe font comme ceux des coquillages, par concrétion & par oſſification, ſuivant les ſucs attachés aux bords ou à la circonférence de ces parties, & non par dévelopement.

Mais en démontraut tous ces faits ſur les objets mêmes, comme je fis au moyen des piéces dont j'avois eu ſoin de me pourvoir , je diſſipai tous les préjugés , tous les doutes. Ainſi convaincu par les impreſſions & l'heureux effet que l'examen de mon Ouvrage avoit fait ſur de grands Maîtres de l'Art, du ſuccès que j'avois lieu d'en

<hr>

* Eſſay. , Chap. 4. p. 103.

E

attendre, & du fruit que le Public en pouvoit tirer, je le crus digne d'être préfenté à l'illuftre Chef de la Chirurgie, plus fûr néanmoins de l'indulgence que du fuffrage de ce grand homme, dont le jugement devoit faire la deftinée de mon Livre. J'eus donc l'honneur de lui remettre à Verfailles le Manufcrit qu'il eut entre fes mains environ deux mois. Il eut la bonté de le lire, & de l'examiner avec l'attention que fon attachement à la perfonne du Roi, ne l'empêche point de donner à tout ce qu'il y a d'intéreffant pour le bien public ,, qui eft feul digne de le partager.

Ce fut à Choify que *M. de la Peyronie* me fit avertir d'aller le trouver pour retirer mon Ouvrage. Je me rendis fur le champ à fes ordres. Il me fit l'honneur de loüer mon travail & de me propofer fes doutes. Comme je m'y étois attendu, & que j'étois en état de le fatis-

faire fur tous les éclairciffemens
qu'il pouvoit défirer de moi, je ne
pouvois être embarraffé par aucune de fes objections. Mais pour
joindre la démonftration au rai-
fonnemenr, j'avois porté nombre
de machoires & d'autres piéces
femblables propres à rendre les objets fenfibles, & à lui déveloper
d'un coup d'œil les propofitions
les plus capables de l'avoir frapé
dans mon Ouvrage. Il parut très-
content de moi, & me permit en
conféquence de le publier fous fes
aufpices, aux conditions que je
lui offris, & qui étoient de faire la
preuve des vérités phyfiques qu'il
contenoit fur des fujets de toute
efpéce. Un fuffrage de cette nature me difpenfoit certainement
d'en chercher d'autres, & je pouvois m'en tenir-là. Je jugeai à propos néanmoins de communiquer
encore mon Ouvrage au célébre
M. Caperon, Dentifte de Sa Ma-

jesté , qui ne le garda que huit
jours, après quoi je travaillai à le
rendre public.

Il parut au mois de Mars 1743 ,
sous ce titre : *Essay sur les maladies
des Dents, où l'on propose les moyens
de leur procurer une bonne conformation dès la plus tendre enfance, &
d'en assurer la conservation pendant
tout le cours de la vie.* On en vit
des extraits dans tous les Journaux (a) , & ce n'est pas à moi sans
doute à rapporter leurs témoigna-
ges que le Lecteur peut consulter.
Ce qui dût me flatter le plus , fut
d'être cité avec éloge à l'occasion
de ce même Ouvrage dans la séance publique de l'Académie Royale
de Chirurgie de la même année.

(a) Observations sur les Ecrits Modernes ,
8 Avril 1743. Journaux des Sçavans , de Trévoux, & de Verdun, mois de Mai. *Id.* Mercure
de France , Juin premier Volume. *Idem.*

§. VI.

Cours de démonstrations & d'expériences entrepris par l'Auteur pour servir de preuve à l'Essay sur les maladies des Dents, &c.

IL ne me restoit plus qu'à chercher les moyens de satisfaire à ce que M. de la Peyronie avoit exigé de moi, aussi-tôt que mes affaires me le permettroient. Je m'informai pour cet effet des Hôpitaux, où je pourrois trouver le plus de sujets propres à mes démonstrations. M. Martinet, Chirurgien-Major de l'Hôpital général, à qui je m'adressai, & M. Veyret alors gagnant Maîtrise en Chirurgie à la Salpétriere, se préterent de bonne grace à me seconder. Comme ce dernier Hôpital me parut le plus convenable à mon dessein, je résolus de m'y fixer, & leur ayant en conséquence marqué ce qui m'étoit néceffaire pour procéder au travail que j'entreprenois; ils m'offrirent non-feulement de m'y donner les entrées libres, mais de m'aider encore dans le choix des fujets que cet Hôpital me préfentoit en grand nombre, depuis le premier âge jufqu'à la vieilleffe , & de me rendre tous les fervices qui dépendroient d'eux.

Je commençai fur ces ouvertures à choifir des fujets dans tous les cas & les dégrés des maladies dont je parle dans mon *Effay*, & l'on verra dans la fuite de cet Ouvrage, l'ordre & la gradation que j'ai obfervé pour en démontrer les caufes & les effets conformément à mes principes.

Les vifites pour parvenir à ce choix, fe firent affez tranquillement dans plufieurs Salles, qui ne font remplies que d'enfans. Tout l'effet qu'elles produifirent , fut

d’exciter l’inquiétude & la curiosité des femmes employées auprès
d’eux , & de faire faire en conséquence bien des raisonnemens singuliers , dont je laisse à la gravité
du Lecteur à se représenter la sagesse. Cependant j’avançois dans
ces premiéres recherches au travers d’une infinité de propos , de
questions, de difficultés & de con-
jectures , tels qu’on peut en imaginer de la part de ceux qui habi-
tent un pareil séjour. Mais la scéne
changea bien dans les autres Salles
remplies de sujets plus âgés & d’u-
ne pétulante jeunesse. L’allarme y
étoit déja répanduë, & la nouveauté de toutes ces visites incon-
nuës jusqu’alors dans les Hôpitaux,
agitoit diversement les esprits.
L’inquiétude étoit commune aux
pauvres qui peuplent ces Salles &
aux Officieres de la Maison. Et
de-là, que d’imaginations & que
de frayeurs ! Les uns prétendoient

qu'abusant de l'état des pauvres ,
je venois faire un abatis de leurs
Dents , & en arracher à diſcrétion.
ab hoc & ab hac , pour trouver à
force d'expériences les moyens
d'en ôter aux riches, ſans leur faire
de mal. D'autres penſoient que le
but de mes viſites étoit de choiſir
des ſujets propres à peupler les Iſles,
& qu'à l'inſpection de leur bouche
je diſcernois les plus ſains & les
plus vigoureux pour les enregiſ-
trer. Ce qui le prouvoit ſelon eux,
étoit l'attention que j'avois de leur
demander & d'inſcrire leur âge ,
leurs noms & ſurnoms. J'avois
beau dire aux derniers que j'avois
pareillement inſcrit juſqu'aux enfans à la mammelle & aux gens
caducs : rien ne pouvoit les tran-
quiliſer. Ces différentes idées par-
tageoient & avoient indiſpoſé toute la maiſon : tellement qu'un jour
la rumeur augmenta dans ces der-
niéres Salles à un point, que M,
Veyret

Veyret en craignant les fuites, me dit qu'il n'étoit pas poffible de pourfuivre mon entreprife, & qu'il n'avoit pas prévu qu'une chofe auffi fimple en vînt-là.

Je reconnus d'abord que j'avois fait une démarche précipitée, & que j'aurois dû me munir d'une autorité fupérieure. Ainfi j'en reftai-là, & je ne fongeai plus qu'à faire autorifer mes vifites. Je comptois bien qu'en repréfentant l'utilité de cette entreprife, l'intérêt du bien public fuffifoit pour lever toutes les difficultés, & me faire obtenir ce que je demandois. Il n'étoit queftion que d'avoir un ordre pour contenir les fujets que j'avois à examiner.

Je crus devoir pour cet effet préfenter un Mémoire en forme de Placet, à M. le Procureur Général. J'expofois que M. de la Peyronie avoit exigé de moi les expériences que je défirois faire dans les Hôpitaux ; qu'il n'en pouvoit réfulter que de grands avantages pour le Public ; qu'il s'agiffoit d'un cours de démonftrations, qui ne tendoit qu'à perfectionner ou à confirmer plufieurs découvertes que j'avois déja mifes au jour ; qu'il falloit pour cet utile travail me donner la liberté de choifir tous les fujets dont j'aurois befoin ; que les Hôpitaux étant les lieux les plus propres pour une pareille entreprife, par le grand nombre de fujets qu'ils renferment, celui de la Salpétriere m'avoit paru préférable aux autres, attendu que j'y pouvois difpofer mes démonftrations, de maniere qu'à commencer par les enfans de trois ou quatre mois jufqu'à l'âge le plus avancé, j'aurois une fuite d'expériences qui ferviroient à établir la fource des maladies des Dents, & leurs divers progrès d'âge en âge, fuivant la gradation décrite dans mon *Effay*. J'ajoûtois qu'il ne feroit fait nulle opération de la main fur aucun fujet, & que je ne cherchois qu'à examiner pour retrouver les preuves des découvertes que j'avois faites jufques alors, afin qu'en rendant ces preuves publiques, les Artiftes de ma profeffion, appliquant l'expérience à la théorie, puffent prévenir la plûpart des maladies des Dents, que l'on regardoit comme inévitables par l'ignorance des caufes qui les produifent, en garantir & en préferver les enfans, ou du moins en interrompre le cours, y remédier efficacement, & par ce moyen faire éviter aux adultes une longue fuite de maux qui rendent toute la vie douloureufe. Enfin je repréfentois, que n'envifageant dans ce nouveau travail que le bien public, on devoit feconder mon zéle, & qu'avec des vûës fi utiles, j'étois en droit de réclamer l'autorité des Magiftrats.

G ij

M. le Procureur Général aprês avoir lû mon Placet, me dit que ce que je demandois ne dépendoit pas entiérement de lui ; qu'il falloit que je visse encore M. le Premier Président, & qu'aussi-tôt que ce Magistrat lui en auroit parlé, il feroit de son côté tout ce qu'il pourroit.

J'eus donc l'honneur de présenter un pareil Mémoire à M. le Premier Président, & j'y joignis un Exemplaire de mon *Essay*. Mais quelles furent ma surprise & ma confusion, quand ce Magistrat au premier coup d'œil, me remit sur le champ l'un & l'autre, & rentra précipitamment dans son cabinet, sans me faire d'autre réponse. Cet accuëil que je n'attendois pas de la part d'un Magistrat aussi accessible, fut d'autant plus mortifiant pour moi, que je n'en pouvois imaginer la raison. Il y avoit dans la Salle même où j'essuyai cet

humiliant rebut, plusieurs Meffieurs en petits manteaux, témoins
de ma confternation & de mon
embarras. Je m'adreffai à un d'entr'eux, & je lui confiai le motif de
la démarche qui m'avoit fi mal
réuffie. Leurs regards auffi-tôt me
firent comprendre qu'ils me pre-
noient pour un Charlatan, qui
venoit mandier une protection
pour autorifer quelque *fophiftique*,
& je jugeai par-là qu'ils étoient
entrez dans les idées du Magiftrat.

Cependant après quelque explication, ils me dirent que le
parti que j'avois à prendre, étoit
de donner mon Mémoire à l'Af-
femblée ou au Bureau de Meffieurs
les Adminiftrateurs honoraires de
l'Hôpital Général, qui fe tenoit à
l'Archevêché, à ce qu'ils croyoient,
mais dont ils ne purent m'indiquer
le tems. Ce petit rayon d'efpérance
m'empêcha de me rebuter.

G iij

Je me donnai mille mouvemens
pour sçavoir le jour où se devoit
tenir la prochaine Assemblée dont
il s'agissoit, & je perdis mon tems
& mes peines. De dix personnes à
qui je m'adressois, il n'y en avoit
pas deux d'instruites, & j'avois autant d'avis différens que je faisois
d'informations.

J'étois dans cette perplexité,
lorsque M. de la Rouë, Secrétaire
de M. le Procureur Général passa
chez moi, pour m'ordonner de la
part de ce Magistrat de me rendre
dans son Hôtel le jour même, à
six heures du soir. Cet avis inesperé me remplit de joye, & quoique précisément à l'heure indi-
quée, ma Salle fut pleine de monde qui avoit besoin de mon ministére, quoique je fusse même alors
occupé par M. le Comte de Mortemar & un autre Seigneur, comme il est juste de préférer l'intérêt
public au particulier, je les priai

de me permettre de me rendre aux ordres qui m'appelloient, & j'allai chez M. le Procureur Général.

On me dit qu'on avoit fait réfléxion à l'avantage que le Public pouvoit tirer des démonstrations, que je voulois faire à la Salpétriere ; qu'on s'étoit informé de moi, & qu'on m'accordoit toute la liberté nécessaire pour procéder à ces utiles travaux. On m'ordonna en conséquence d'aller voir M. Arraud, l'un des Administrateurs ordinaires de cet Hôpital, à qui le Magistrat avoit écrit sur ce sujet, & de me présenter le Vendredi suivant à Messieurs les Administrateurs.

Tous ces arrangemens furent exécutés à ma satisfaction. M. Arraud me confirma que M. le Procureur Général lui avoit écrit à mon occasion une Lettre extrêmement favorable, & qui me faiſoit beaucoup d'honneur. Il me recommanda de me trouver à la Salpétriere, le jour qu'on m'avoit indiqué, en m'aſſurant qu'il ne manqueroit pas de s'y rendre, & d'y porter la Lettre en queſtion pour en faire lecture, & notifier aux Adminiſtrateurs les intentions du Magiſtrat.

M. Arraud fut indiſpoſé le Vendredi jour de Bureau, & ne put ſe trouver à l'Aſſemblée. Ayant appris ſon indiſpoſition ſur les lieux, je demandai à y être admis, & je fus introduit ſur le champ. Après avoir expliqué qui j'étois & ce qui m'amenoit, je lus la note des différens ſujets que j'avois à choiſir, ſuivant le plan que je m'étois fait pour l'ordre des démonſtrations : pendant que je faiſois cette lecture, les papiers de M. Arraut arriverent, & la Lettre de M. le Procureur Général, écrite en ma faveur, s'y trouva jointe. Un des

Adminiſtrateurs la lût tout haut,
& j'avoüe qu'elle me pénétra de
joye. On me préſenta auſſi-tôt à la
Supérieure de la Maiſon : on lui
recommanda de me procurer toutes les facilités poſſibles ; comme
auſſi de tenir la main à ce que les
Officieres & autres femmes de
Salle, euſſent non ‑ ſeulement à
contenir tous les ſujets de leur dépendance, & même à les diſpoſer
pour mes viſites ; mais encore à
m'aider tant qu'elles pourroient
dans toutes mes opérations. Enfin
on chargea les Chirurgiens attachés à cette Maiſon, de me conduire dans les Salles & partout où
ſeroit beſoin. Je repris en conſéquence dès le même jour l'examen
que j'avois été obligé de ſuſpen-
dre.

Mais ſi j'eus lieu de me loüer
dans la ſuite des facilités que les
Officieres & les Chirurgiens s'em-
preſſerent de me donner, j'eus

beſoin de tout mon courage pour achever cette pénible entrepriſe. Je profitois de tous les momens dont mes affaires me laiſſoient diſpoſer pour me rendre à la Salpétriere, & je ne trouvois de toutes parts que nouveaux dégoûts à eſſuyer. On comprend de reſte tout le danger où j'étois expoſé dans cet Hôpital, par rapport aux incommodités dont la contagion eſt preſque inévitable avec des ſujets tels que ceux que j'avois à manier. C'étoit le premier fruit que je m'attendois à recuëillir de mes travaux, & je ne les approchois point ſans frémir. Car malgré toutes les raiſons que je pouvois employer pour raſſurer ceux que je viſitois, je n'en touchois preſque pas un, que par un mouvement naturel de crainte, une main impure & dégoûtante, ne ſe portât d'abord ſur la mienne à diverſes repriſes pour l'arrêter. Qu'on ima-

gine en cet état quelle étoit ma fituation, & combien m'auroit coû-
té cher un mal qui fe communique
par le feul contact ; puifqu'il auroit
fallu refter malgré moi, jufqu'à ce
que je fuffe bien nettoyé dans une
inaction très-préjudiciable, pour
un homme chargé de famille, &
qui n'a pour fortune que fon travail : mais plus je voyois le danger
prochain, plus mon courage fembloit fe ranimer, & je puis dire
que ma feule confiance en Dieu
m'a préfervé de cet accident. Toutes les façons que j'y faifois, étoient
de changer de linge & de hardes,
avant de rien toucher chez moi,
& de me laver les mains avec du
vinaigre. Je ne conçois pas encore
moi-même comment, fans autre
précaution, j'ai pu éviter un mal
auffi communicatif parmi quatre à
cinq mille fujets qui m'ont fucccef-
fivement paffé par les mains, &
que je touchois & retouchois,

suivant qu'il étoit néceſſaire, pour
reconnoître l'état de leur bouche.

Comme les Officieres & les autres femmes de Salle contenoient
aſſez bien les ſujets & les obli-
geoient de ſe préſenter tour à tour,
je parvins à faire le choix de ceux
qui m'étoient néceſſaires ; mais ce
ne fut pas ſans inquiétude de la
part des uns & des autres, d'autant
plus allarmés de cette nouveauté,
qu'ils en comprenoient moins le
motif.

Les Chirurgiens de la maiſon
qui me conduiſoient dans les Salles, aſſiſtoient à toutes les viſites.
Ainſi l'on peut juger de leur étonnement, quand à la ſeule inſpection d'une bouche, ils m'enten-
doient dire à certains ſujets, ou
même aux meres des enfans qui
étoient encore à la mammelle,
qu'ils avoient eûë infailliblement
telle ou telle maladie à tel âge ; &
lorſqu'au contraire je diſois à d'au-

tres qu'ils n'avoient eûë aucune de ces maladies. Quelle devoit être leur furprife, quand ces fujets euxmêmes étonnés reconnoifloient la vérité de tout ce que j'avançois! C'eft ce qui fut confirmé hautement par plufieurs Officieres & femmes de Salle, à tous ceux qui furent préfens aux Démonftrations.

Au refte tous les jours il m'arrive, ou chez moi, ou chez les particuliers qui m'appellent de reconnoître les mêmes chofes. On me demande quelquefois pourquoi les Dents de telles perfonnes font de telle nature. Il s'en trouve à qui je réponds que c'eft l'effet de quelque maladie qu'elles ont euë à tel âge. Souvent on me nie d'abord le fait; mais après quelques queftions, on convient que ces perfonnes à la vérité ont eu la rougeole ou la petite-vérole : comme fi ce n'étoient point-là des mala-

dies. J'en vois d'autres qui vérita-
blement n'ont eu dans leur enfance aucune maladie, & dont néanmoins les Dents sont tâchées *d'érosion*, qui convaincuës par mes raisons que ces tâches ne peuvent
exister sans cause, reconnoissent
enfin avec moi qu'elles ont usé
d'un mauvais lait, plus ou moins
de tems. On doit donc être assuré
que tous ceux qui ont eu quelqu'u-
ne des maladies dont je parle dans
mon Essay, n'ont pas toujours les
Dents marquées *d'érosion*, mais que
ceux qui en ont des tâches, ont eu
infailliblement quelqu'une de ces
maladies plus ou moins forte, soit
qu'ils l'ayent oubliée, soit qu'ils
s'en souviennent.

Après avoir inscrit un nombre
suffisant de sujets dans tous les cas
que je voulois démontrer, j'en fis
une espéce de récollement pour
vérifier les notes que j'avois faites,
& choisir parmi le grand nombre

ceux qui convenoient le plus à mon deſſein.

Ce fut dans cette réviſion que j'eus de nouveaux embarras. Pluſieurs par crainte avoient déguiſé leurs noms, & en avoient ſubſtitués de faux; de ſorte qu'en faiſant l'appel des ſujets inſcrits, la plûpart manquoient. Je fus donc obligé de faire de nouvelles viſites, mais j'eus la précaution d'y faire aſſiſter quelques Officieres ou femmes de Salle, pour m'indiquer les véritables noms de ceux qui m'avoient échapé. Cette recherche fit que dans quelques Salles pluſieurs jeunes filles s'obſtinerent à ne pas laiſſer viſiter leur bouche, quelques raiſons qu'on leur donnât, & quelques menaces que leur fiſſent les Supérieures. D'autres au contraire s'offroient de bonne grace, & diſoient que s'il étoit queſtion d'aller peupler quelque Pays dans le nouveau monde, pour peu qu'à l'inſpection de leurs Dents, elles me paruſſent propres à cet uſage, je pouvois ſur le champ les inſcrire, & qu'elles partiroient de bon cœur. Ainſi l'idée de ces recrûës d'Outre-mer, n'inſpiroit que de la bonne humeur à celles-ci, tandis qu'elle déſeſperoit les autres.

Autre inconvénient qu'il n'étoit pas poſſible ni de prévoir, ni de parer. Pluſieurs des ſujets que j'avois inſcrits & qui m'étoient né-ceſſaires, avoient diſparu pendant le cours de mes viſites. Il y en avoit de malades à l'Hôtel-Dieu ; quel-ques-uns étoient morts ; d'autres avoient changé de Salles, où étoient ſortis de la Maiſon. Com-ment me retrouver parmi tous ces changemens ! Il s'agiſſoit de rem-placer les ſujets qui me man-quoient, ſuivant leur eſpéce, & c'étoit recommencer un nouveau travail auſſi fatiguant que le pre-mier. Car il falloit abſolument

que

que tous ceux que j'aurois choiſi
pour faire mes démonſtrations,
fuſſent repréſentés à mes Juges,
comme autant de preuves vivantes
des faits que je voulois démontrer,
afin qu'ils puſſent rendre un témoignage ſatisfaiſant pour le Public.

Je travaillois à la Salpétriere à
viſiter, à choiſir & à marquer les
ſujets convenables à mon deſſein;
mais quelles peines n'avois-je pas
enſuite à débroüiller dans mon
cabinet les noms de ces mêmes
ſujets que j'avois inſcrits précipitamment, à démêler les cas & les
circonſtances pour leſquelles ils
m'étoient utiles, enfin à mettre
un certain ordre dans ce mélange
& cette confuſion de notes que
j'avois été obligé de faire à la
hâte.

Auſſi-tôt que j'eus fait mes arrangemens, j'allai voir M. de la
Peyronie pour lui communiquer

H.

l'ordre & le plan de mes démonftrations, & le convier en même
tems d'y affifter, s'il étoit poffible,
afin d'en juger par lui-même, ou
de nommer des Commiffaires pour
lui en faire leur rapport. Il approu-
va toutes mes difpofitions, & furtout la diftribution que j'avois faite des fujets par claffes, fuivant la
nature des faits dont j'avois à faire
la preuve, rélativement aux ma-
tiéres de mon *Effay*. Il me dit enfuite obligeamment que la chofe
étoit affez intéreffante pour être
curieux d'en être témoin, ajoû-
tant qu'il choifiroit plufieurs Maîtres de l'Art pour l'accompagner,
& qu'il les feroit avertir. Je craignois que les grandes occupations
de M. de la Peyronie, ne fiffent
retarder mes démonftrations, ce
qui ne pouvoit manquer de produire beaucoup de dérangement
parmi les fujets fur lefquels je
devois travailler. Je lui repréfentai

cet inconvénient, il m'affura que fon jour n'iroit pas loin ; je le fuppliai de me faire avertir quelques jours avant celui qu'il indiqueroit, afin de faire un dernier appel, & de donner aux Officieres de chaque Salle une lifte des fujets qu'il falloit conduire dans l'endroit deftiné aux démonftrations. Il eut la bonté de me le promettre, & je ne fongeai plus qu'à tenir tout prêt pour être en état d'opérer au premier ordre que je recevrois de fa part.

Le 10 Avril 1744, M. de la Peyronie me fit avertir que le lendemain il fe tranfporteroit à la Salpétriere pour voir mes démonftrations, entre 9 & 10 heures du matin, & qu'il y refteroit jufqu'à midi. Je me rendis à l'inftant dans cet Hôpital pour difpofer tout. Je fis le dernier appel des fujets que j'avois choifis, & je diftribuai les liftes aux Officieres, afin de les

faire tous conduire le lendemain
des 8 heures du matin dans la Salle
préparée pour les démonſtrations.
Je priai la Supérieure de la Maiſon
de donner ſes ordres, pour que tout
fut exécuté ſelon mes arrangemens
& ſans confuſion.

Pendant que je faiſois ces diſpoſitions à la Salpétriere, il y avoit
chez moi des Copiſtes qui expé-
dioient les Lettres d'invitations,
que j'avois dreſſées pour avertir un
grand nombre de Maîtres & pluſieurs Membres de l'Académie
Royale de Chirurgie. On m'attendoit pour les ſigner & les faire
porter à leurs adreſſes ; mais je ne
pus être rentré chez moi qu'à plus
de neuf heures du ſoir, ce qui fit
que mes Commiſſionnaires trouvant la plûpart des portes fermées,
ne rendirent ce jour-là qu'une très-
petite partie de mes Lettres, &
que le lendemain la plûpart de
ceux à qui elles étoient adreſſées

ſe trouverent ſortis quelques heures avant qu'elles puſſent leur êtro
renduës. Cet inconvénient ne re-
tarda rien.

Les ſujets de la Salpétriere ayant
été tous aſſemblés des 8 heures du
matin, je les fis ranger dans la
Salle de la façon la plus commode
pour les faire promptement paroître, à meſure qu'ils ſeroient appellés, & je n'attendis plus après
ces préparatifs que l'arrivée de M.
de la Peyronie. Il avoit été dévan-
cé par pluſieurs Membres de l'A-
cadémie, par Meſſieurs les Prévôts
de S. Côme, & par quelques Chefs
d'Hôpitaux. Mais comme inſenſiblement lè tems s'écouloit & que
je ne voyois point arriver le témoin, dont l'honnorable préſence
flattoit le plus mon inclination,
& je puis dire ma vanité, je com-
mençois à craindre que quelque
affaire ne l'eut empêché de venir,
lòrſqu'il arriva vers le midi. On paſ-

fa fur le champ dans la Salle où fe devoient faire les démonftrations. J'avois avec moi deux hommes, l'un pour faire l'appel des fujets infcrits fur mon catalogue, & pour annoncer fucceflivement les cas dont j'avois à faire la preuve, l'autre pour faire la lecture des articles de mon *Effay*, qu'il s'agiffoit de rendre fenfibles, par la vûë même des objets, & dont le catalogue en queftion rappelloit exactement la page. Au moyen de ces deux Aydes, & du catalogue qui mettoit fous les yeux tous les cas mentionnés dans mon Ouvrage, les démonftrations alloient vîte.

Après avoir examiné un certain nombre de fujets, par lefquels on reconnut la conformité de la théorie de mon Livre avec l'expérience, on exigea de moi de montrer dans des machoires de fujets morts, après avoir eu quelques-unes des maladies dont j'ai parlé, des Dents

marquées *d'erosion*, quoiqu'enfermées encore sous les gencives &
dans les alvéoles. Comme je ne
m'étois point attendu à voir pouf-
fer si loin la curiosité, je repréfentai que ce qu'on demandoit de
plus, après les démonftrations que
je venois de faire, étoit fuffifamment expliqué dans mon Livre,,
p. 73, & fuivantes ; que je m'étois
imaginé en avoir affez dit, pour
faire naître aux Maîtres de l'Art
l'envie de s'affurer par eux-mêmes
de la vérité de ce phénomene, par
l'ouverture de quelques fujets ; &
qu'enfin j'étois furpris que perfonne n'eut été curieux de vérifier le
fait, depuis treize mois que mon
Ouvrage étoit publié.

On infifta fur cet article, &
l'on ajouta que quand j'en aurois
fait la démonftration, on ne dou-
teroit point de tous les autres faits
que j'avois avancés. On me fit encore quelques objeftions que je levai

ſans peine, en démontrant ſur des machoires & d'autres piéces dont j'étois pourvu, les faits qui demandoient à être éclaircis. M. de la Peyronie recommanda aux Chirurgiens en Chef des Hôpitaux, de me faire donner tous les cadavres dont j'aurois beſoin, pour former la preuve la plus complette du cas ſingulier de *l'éroſion*, dont les Aſſiſtans paroiſſoient déſirer un plus ample éclairciſſement ; & comme des affaires l'appelloient ailleurs, il chargea M. Louis, Maître ès-Arts, Chirurgien - Ayde - Major des Camps & Armées du Roi, gagnant Maîtriſe à la Salpétriere, qui venoit de remplacer M. Veyret, de continuer l'examen des ſujets que ſon tems ne lui permettoit pas de ſuivre. Nous travaillâmes en conſéquence M. Louis & moi, à vérifier le reſte des faits qui n'avoient pu, faute de tems, être démontrés ce jour-là, & l'expérience confirma

tout

tout dans la plus exacte précision.

§. VII.

Vérification des expériences & démonstrations de l'Auteur faites à S. Côme, en présence de l'Académie Royale de Chirurgie. Commissaires nommés en conséquence.

QUoique j'eusse lieu d'être content du succès de mes démonstrations & des applaudissemens qu'elles avoient reçûs, je crus devoir les communiquer à l'Académie Royale de Chirurgie. Mon dessein étoit d'en faire la lecture dans une de ses Assemblées, d'y rapporter tous les passages de mon *Essay*, qu'elles servoient à éclaircir ou à appuyer, & de repéter même les plus curieuses sur les machoires de quelques sujets morts à différens âges, afin que cette Compagnie pût m'honorer d'un

I

témoignage capable de payer tous mes travaux, & que ceux qui n'avoient pu se trouver, malgré mes Lettres d'invitation, aux expériences faites à l'Hôpital, eussent connoissance des faits que j'y avois établis.

M. Louis voulut bien écrire à ce sujet à M. Hevin, chargé des correspondances de l'Académie, & depuis premier Chirurgien de Madame la Dauphine. Il lui mandoit que M. de la Peyronie n'ayant pu voir qu'une partie de mes démonstrations, il lui avoit ordonné de suivre le reste, & de lui en faire son rapport; qu'elles avoient eu tout le succès possible; que je désirois en faire part à l'Académie Royale de Chirurgie, & qu'il le prioit de me procurer les moyens d'être admis à quelqu'une de ses Assemblées.

M. Hevin qui avoit entendu parler de mes démonstrations, me

donna jour pour la féance prochaine, avec promeſſe de n'y point laiſſer entamer aucune autre matiére que je n'euſſe fini ; attendu que celle dont il s'agiſſoit lui paroiſſoit mériter toute l'attention de la Compagnie.

On ſera peut-être ſurpris qu'appellant en toute occaſion la Médecine à mon ſecours, ſoit par rapport au gouvernement des femmes enceintes & des enfans, ſoit par rapport au choix des nourrices, je n'aye point eu l'ambition de déferer aux Médecins le témoignage ſolemnel, que j'ai cru devoir obtenir des Maîtres de l'Art. Peut-être qu'interprêtant mal les raiſons que j'ai pu avoir de m'adreſſer à l'Ordre des Chirurgiens, on cherchera dans la ſuite à indiſpoſer la Faculté de Médecine contre moi. Mais je ſuis raſſuré par l'eſprit général du Corps & de tous les Membres, que leur ſupériorité met fort au-deſſus de ces petits intérêts ; d'un autre côté je ne ſens que trop de quoi ſont capables l'envie de nuire & l'eſprit de parti. Il ne me convient en aucune façon de prendre part aux différends que ces deux Ordres, ſi diſtingués chacun dans ſon genre, peuvent avoir enſemble; & certainement dans toute mon affaire, je n'ai eu garde de me conduire par aucun autre intérêt que celui du Public. Or les motifs qui m'ont porté à ſoumettre tous mes travaux au jugement des Maîtres de l'Art, ſont évidens & ſautent aux yeux. La partie que j'exerce en eſt néceſſairement une dépendance. C'eſt aux Ecoles de Chirurgie qu'il a fallu faire mes preuves pour être autoriſé dans ma profeſſion, ils étoient par conſéquent mes Juges naturels, & je ne pouvois en invoquer d'autres, ſans me rendre juſtement ſuſpect, de vouloir décliner une juriſdiction où je reſſortis essentiellement. Qu'on examine là-dessus toute ma conduite, & j'ose me flatter que l'on n'y trouvera rien de repréhensible.

Je préparois tout pour mes nouvelles expériences, lorsque par un bonheur inesperé, je recouvrai quatre machoires de sujets morts depuis peu de jours, & qui étoient précisément dans le cas singulier de *l'érosion*, dont on m'avoit demandé la preuve. Je les fis macerer pour en séparer les chairs, je laissai seulement les Dents enchassées & enfermées dans les alvéoles, pour n'en découvrir que ce qu'il en falloit pour faire remarquer *l'érosion*, dont ces mêmes Dents étoient atteintes long-tems avant qu'elles dussent sortir.

Le Mardi 21 Avril, j'allai à S. Côme à l'ouverture de la séance de l'Académie. M. Louis ne manqua pas de s'y trouver, pour lui rendre compte des faits qu'il avoit vérifiés.   I iij

M. Hevin qui faisoit alors la fonction de Secrétaire en l'absence de M. Quesnay, après avoir exposé à la Compagnie ce que je désirois lui communiquer par rapport à la matiére de mon *Essay*, lût le précis des démonstrations faites à la Sal-pétriere. Aussi - tôt qu'il eut fini cette lecture, j'arrangeai sur une grande table nombre de machoires & d'autres piéces. Après quoi lisant les articles de mes cahiers, qui contenoient les différens cas dont je voulois faire la preuve, rélativement à mon *Essay*, je con-férois le tout ensemble, & je fai-sois a mesure les démonstrations nécessaires à l'éclaircissement des faits. Je fis l'ouverture de plusieurs alvéoles de mes nouvelles machoi-res, pour en déchatonner les Dents qui devoient être marquées *d'éro-fion* ; elles l'étoient effectivement ainsi que je l'avois annoncé, avant qu'elles vissent le jour, & l'on eut

par ce moyen la preuve complette
que c'eſt toujours avant la ſortie
des Dents, hors des alvéoles & des
gencives qu'elles ſont frappées *d'é-*
roſion, comme il eſt expliqué dans
mon *Eſſay*. Je ſatisfis de cette ma-
niére au ſeul point de difficulté que
je n'avois pu réſoudre à la Salpétriere, faute d'avoir ces piéces de
conviction.

Tout ce qui pouvoit être démontré ſur des machoires de ſujets
morts, fut pleinement éclairci
dans cette ſcéance. Je fis voir entr'autres un fait qui cauſa bien de
la ſurpriſe & de l'admiration à toute l'Aſſemblée, ainſi qu'il avoit fait
à Verſailles à M. de la Peyronie, &
à quelques autres perſonnes à qui
j'en avois fait part en particulier.
C'étoit la machoire d'un enfant
mort à l'âge de trois à quatre ans
d'une maladie aiguë, les parois des
alvéoles étoient éclatés en divers
ſens dans toute l'étenduë de leur

diamêtre : & remplis de fractures,
transverſales, obliques & longitu-
dinales. Je prouvai que cet accident
dont j'avois vû déja des exemples,
provenoit de l'augmentation, ou
de l'accroiſſement des Dents des
enfans , & qu'il étoit quelquefois
cauſé par l'accroiſſement des molaires de lait, ou des premieres
groſſes molaires, trois ou quatre
années avant leur ſortie, & depuis
l'âge de trois ans juſqu'à quatre &
cinq ; ce qui arrivoit quand la
couronne ou le corps de la Dent
qui ſe forme dans l'alvéole ou baſſin , en excédoit tellement la capacité, qu'elle ne pouvoit plus y
tenir ſans que la machoire éclatât,
par l'effort de l'écartement, ou de
la tenſion que la Dent cauſoit dans
toutes ces parties, d'où s'enſui-
voient de dangéreux ſymptômes,
comme fiévres, maux de tête, con-
vulſions, diarrhées, & ſouvent la
mort.

J'avançai d'après mon expérience, qu'avec un peu d'attention à l'état des enfans, vers le tems où cette fracture peut avoir lieu, on pouvoit prévenir la plûpart de ces accidens; qu'il ne s'agissoit pour cela que de faire observer aux enfans un régime humectant & doux, de les rafraîchir & de les purger tous les mois pendant quelques tems, par l'usage de la rhubarbe prise en boisson ou dans la soupe.

On parut étonné que je n'eusse point fait mention d'un cas si singulier dans mon Livre. Je répondis qu'il ne m'avoit point échapé, mais qu'ayant perdu dans mes voyages quatre machoires, ainsi fracturées, que je conservois précieusement, & n'ayant pu depuis en recouvrer d'autres, je n'avois point jugé à propos, malgré la certitude de mes connoissances, d'avancer un fait que je n'étois point alors en état de démontrer, comme je faisois actuellement, graces au secours que j'avois tiré de la dissection des cadavres qu'on m'avoit fournis dans les Hôpitaux.

J'ajoutai que je comptois bien faire part au Public des observations que j'avois faites sur cette matiére, depuis la découverte de l'accident, découverte si importante, que par elle, avec le secours de la Médecine, on peut sauver la vie à beaucoup d'enfans, ou leur épargner du moins bien des maux, & dont l'honneur m'appartient légitimement, puisque je n'ai vû ni lû dans aucun Ouvrage qu'on en ait eu la moindre connoissance avant moi.

Lorsque j'eus fini mes démonstrations, & que M. Puzos eut confirmé à la Compagnie ce qu'il avoit vu à la Salpétriere, témoignage qui fut appuyé de celui de M. Louis : M. Malaval, Directeur, me demanda quel fruit on pouvoit tirer de mes recherches & de mes observations ; en un mot, de tout ce que j'avois fait & de ce que je venois de faire. Je répondis qu'en appliquant la pratique à la connoif-fance des faits, dont j'avois prouvé la certitude à la Compagnie, on pourroit garantir les hommes de la plûpart des maux & des acci-dens que caufent les Dents, en rendre la perte moins fréquente, & en affurer la confervation ; ce qui tournoit au bien de l'humanité & devoit faire eftimer davantage cette partie de la Chirurgie.

M. Malaval reprit la parole, & me dit qu'on ne pouvoit rien ajou-ter à l'évidence des preuves que j'avois faites & que je venois de réitérer, pour appuyer la théorie de mon Livre, qu'on ne pouvoit s'empêcher de reconnoître que cet Ouvrage étoit le fruit de l'expé-rience & non d'une fimple fpécu-lation, telle que l'imagination d'un Artiste peut s'en former dans le cabinet; que quoiqu'on eût estimé mon Livre & qu'on l'eût cité même avec éloge dans une séance publique de l'Académie, on n'avoit pu le regarder autrement avant mes solides démonstrations, qui ne laissoient plus aucun doute sur l'exactitude & la vérité des faits que cet Ecrit renferme; que la Compagnie néanmoins ne pouvoit lui donner son approbation, sans observer les formalités Académiques, en me nommant des Commissaires à qui je remettrois les cahiers contenans toutes mes démonstrations, pour les conférer avec mon Ouvrage & en faire leur rapport à l'Académie; qu'après cela on délibéreroit sur l'approbation qu'il conviendroit m'accorder. Le Directeur nomma tout de suite, au nom de la Compagnie, deux Commissaires, & me chargea de leur communiquer mon

Livre avec les piéces juſtificatives.

Je ne perdis point de tems, & je vis mes deux Commiſſaires, qui tous deux, comme d'intelligence, malgré les inſtances réitérées de ma part, ſe déporterent de leur commiſſion; j'en inſtruiſis M. Malaval & M. Puzos, & dans l'Aſſemblée ſuivante on en nomma deux autres, de ceux qui avoient aſſiſté tant aux démonſtrations de la Salpétriere, qu'à celles de l'Académie. L'un accepta la commiſſion, l'autre la refuſa ; de ſorte qu'au bout de trois ſemaines après bien des allées & venuës, pour prendre leurs momens & les engager à procéder à cet examen, je ne fus pas plus avancé que le premier jour.

Ceux qui refuſoient d'être mes Commiſſaires alléguoient entre autres raiſons, qu'ils ne pouvoient être Juges dans une matiere dont ils n'avoient point fait d'étude

particuliere, & qui étoit totalement étrangere aux autres parties
de la Chirurgie. J'eus beau leur
repréſenter que je n'avois pu m'a-
dreſſer qu'au premier Corps de la
Chirurgie, attendu que la matiere
dont il s'agiſſoit, quelque nouvelle
qu'elle pût être pour les Maîtres de
l'Art, en faiſoit néceſſairement
une partie, peut être un peu trop
négligée ; qu'ils étoient mes Juges
naturels, & par conſéquent que
c'étoit d'eux ſeuls que le Public
avoit lieu d'attendre un témoignage irréprochable & ſûr de l'utilité
de mon travail ; je ne gagnai rien
ſur leur eſprit.

Je fus donc obligé de retourner
à Saint Côme à la prochaine Aſſemblée de l'Académie, où je fis
de nouvelles inſtances. M. Malaval eut la bonté de me dire, que
puiſque tous les Commiſſaires
nommés juſqu'alors par la Compagnie, ne vouloient point ſe charger

de l'examen en queſtion, M. Puzos qui avoit été préſent à toutes
mes démonſtrations, & avec qui
j'avois eu même pluſieurs conférences ſur cette matiere, vouloit
bien accepter la commiſſion, &
qu'il auroit pour Adjoint M. Gervais, autre Membre de l'Académie.

Je leur remis auſſi-tôt mes Mémoires avec un Exemplaire de
mon Eſſay, ſur lequel j'avois marqué tous les paſſages où les notes de
mes cahiers renvoyoient, pour
leur en faciliter la confrontation.

Mais comme par toutes les difficultés que j'avois eſſuyées pour
parvenir à cet examen, & par les
objections qu'on m'avoit faites en
paſſant, ou en conférant avec moi,
il m'avoit paru que toute cette
matiere étoit encore aſſez peu connuë, malgré tout ce que j'avois fait
pour l'éclaircir, & comme par conſéquent j'avois lieu de craindre

que le rapport des Commiſſaires
ne répondit point tout - à - fait à
l'idée que j'avois prétendu donner
de mon Eſſay, je leur propoſai de
m'admettre à l'examen qu'ils en
devoient faire, afin que s'ils avoient
quelques doutes ou quelques difficultés qui euſſent beſoin d'éclairciſſement, je fuſſe à portée de les
lever, offrant pour cet effet de
prendre leur tems & de m'y con-
former. Ils me témoignerent que
je leur ferois d'autant plus de plaiſir, que la matiere n'étant point
préciſément de leur reſſort, je leur
ſervirois de guide dans ce travail,
& qu'ayant autant d'intérêt que
j'en avois que leur jugement fût
rendu en pleine connoiſſance de
cauſe, il falloit les mettre en état
de me rendre toute la juſtice qu'ils
déſiroient.

Nous commençâmes la premiére
ſéance le 7 Juin de la même année. J'avois éprouvé nombre de
fois

fois que tous les raisonnemens du monde n'étoient pas, à beaucoup près, aussi instructifs que de simples démonstrations ; ainsi je me pourvus de machoires & autres piéces , pour mettre sous les yeux de mes Juges tous les faits que j'avois à justifier. Je comptois, comme l'Académie l'avoit elle-même réglé, le jour que j'eus l'honneur d'y être admis pour lui faire part de mes expériences , qu'on s'en tiendroit dans cet examen à la vérification des faits , sur lesquels avoient roulé mes démonstrations tant à Saint Côme qu'à la Salpétriere , & qu'il ne s'agissoit que de les conférer avec les endroits de mon Livre qui pouvoient y avoir rapport.

Mais je fus bien surpris quand on me fit entendre qu'on alloit suivre tout mon Ouvrage, depuis le commencement jusqu'à la fin , pour en faire une analise exacte.

K

Ce début, je l'avouë, me rebuta
un peu, parce que je ne m'y attendois pas, & que c'étoit multiplier
à l'infini mon travail. Qui n'eut en
effet pensé à ma place, que toutes
ces variations & toutes ces lon-
gueurs, n'aboutissoient qu'à éluder
le témoignage que j'avois lieu d'espérer de l'Académie. Je commen-
çois presque à me répentir d'avoir
porté les choses si loin, & de m'être
engagé gratuitement dans des opérations dont on me faisoit acheter
le prix par des travaux, qui sem-
bloient renaître au moment que je
croyois en voir la fin.

Je représentai à mes Commissaires les intentions de l'Académie, qui s'étoit suffisamment ex-
pliquée sur la nature de cet examen. Je leur fis voir qu'il n'étoit
question que de resumer les faits,
dont j'avois fait preuve pour les
concilier avec mon Ouvrage. J'a-
joûtai, que le plan qu'ils enten-

doient fuivre , alloit me rejetter
dans de nouveaux embarras ; que
c'étoit vifiblement m'engager dans
une longue fuite de travaux , qui
me paroiffoient auffi inutiles que
les premiers avoient été néceffaires ; que j'étois déja fi fatigué de
ceux-ci , que je craignois férieu-
fement de n'en pouvoir fupporter
d'autres ou d'y fuccomber ; qu'enfin malgré toutes les mefures que
je prenois pour ménager tout , mes
affaires fouffriroient beaucoup des
foins que me coutoit cette pénible
entreprife. Toutes ces réfléxions
ne firent rien changer au plan de
mes Examinateurs ; & comme il
me vint dans l'efprit que fi j'infif-
tois davantage à vouloir m'épargner cette révifion , on pourroit
penfer que je redoutois une cenfu-
re trop clairvoyante , je changeai
moi-même d'avis. Je finis donc par
dire à ces Meffieurs, que fi j'avois
paru m'effrayer d'abord du nou-

veau travail qu'ils me propoſoient,
j'étois ſi ſûr de mes principes & de
la ſolidité de mon Livre, que quelques peines qu'il dût m'en coûter,
j'étois prêt à recommencer avec
eux tout ce que j'avois fait ; qu'a-
près tout, c'étoit me rendre ſervice que d'examiner mon Livre à la
rigueur & de la façon dont ils vouloient faire.

On procéda ſur ces diſpoſitions
à la lecture de l'*Eſſay*. Elle fut continuée pendant nombre de ſéances,
où j'aſſiſtai réguliérement, pour
réſoudre toutes les difficultés qui
ſe préſenteroient, & j'avois ſoin
chaque fois de porter nombre de
machoires & de Dents, pour démontrer les différens cas dont il
s'agiſſoit dans mon Livre, à meſure qu'on en liſoit un article.
Nous allâmes ainſi juſqu'au bout,
& après le plus ſévere examen appuyé de démonſtrations évidentes,
j'eus lieu de penſer qu'il ne reſtoit

plus aucun doute à mes Commiſſaires, & qu'ils étoient pleinement
inſtruits. Ainſi je ne ſongeai plus
qu'à les ſolliciter, pour les engager
à dreſſer le plûtôt qu'il leur ſeroit
poſſible, leur extrait ou leur ana-
liſe, afin de faire leur rapport à l'A-
cadémie.

Cet extrait ne put être fait qu'au
commencement d'Octobre ſuivant, & avant de le porter à l'A-
cadémie, on voulut bien me le
communiquer. J'y remarquai quelques endroits où mes idées ne paroiſſoient pas avoir été ſaiſies bien
exactement. J'en eus d'autant plus
d'inquiétude, que je n'y voyois
guéres de reméde. Car comme la
crainte que j'avois de quelque mé-
priſe, malgré les aſſurances qu'on
me donnoit, qu'on entendoit tout
& que rien ne ſeroit oublié ; j'a-
vois pluſieurs fois prié mes deux
Commiſſaires, de marquer à meſure qu'on liſoit mon Livre, les

endroits que nous avions vérifiés ; cette précaution n'ayant pas eu lieu, quelle apparence de pouvoir les faire revenir fur leurs pas ! Je leur fis pourtant mes repréfenta-tions, & les priai avec inftance de différer de quelques jours la lecture de leur extrait à l'Académie. Je leur témoignai que je ne deman-dois point qu'on furfît la moindre chofe à mon avantage ; mais que je défirois auffi qu'on n'affoiblît au-cune des circonftances capables de donner quelque prix à mon Livre ; qu'au furplus ayant des arbitres auffi judicieux & auffi remplis d'é-quité, s'ils avoient paffé trop lé-gérement fur certains articles, je ne penfois point que leur volonté y eût part, & qu'en conféquence je me flattois qu'ils voudroient bien me rendre juftice.

J'ajoutai qu'il me paroiffoit né-ceffaire de conférer encore fur quelques endroits qui deman-

doient de nouveaux éclaircissemens, que j'apporterois des piéces de conviction, d'un côté pour
leur faire sentir l'insuffisance de
leur rapport quant à ces articles,
& de l'autre pour les mettre en
état de s'expliquer sur ces mêmes
objets avec plus d'exactitude & de
précision ; qu'enfin j'osois les sup-
plier de m'accorder encore quelques scéances ; ce qui étoit d'autant plus important pour moi, que
de leur rapport & du témoignage
que l'Académie rendroit en conséquence, dépendoient toute la
réputation de mon Livre & le succès de tous mes travaux. Il fut pro-
cédé à l'instant à la discussion des
points capitaux qui m'avoient pa-
rus affoiblis, ou conçus dans l'extrait de mon Livre d'une maniere
peu conforme à mon intention.
On eut de nouveau recours à l'Ouvrage : j'expliquai sur le champ du
mieux que je pus, tous les endroits

qui leur étoient échapés, quant au
fens, ou à l'analogie qu'ils ont exactement avec l'expérience ; mais il
étoit affez difficile de réuffir fans
démonftrations, & comme je n'a-
vois pas prévu que je ferois obligé
d'en venir-là, je ne m'étois pas pré-
cautionné.

Enfin ils me donnerent un jour
pour achever ces éclairciffemens.
Je ne manquai point de porter tout
ce qui m'étoit néceffaire pour les
faire avec plus de fruit ; je leur fis
obferver des faits importans qu'ils
avoient encore de la peine à croire,
& dont par cette raifon leur extrait
ou ne faifoit aucune mention, ou
ne donnoit qu'une très-foible idée ;
enfin je mis le tout dans un fi grand
jour, que je les amenai au point de
me rendre toute la juftice que j'attendois de leurs lumieres & de leur
équité.

§. VIII.

§. VIII.

*Rapport des Commissaires à l'Aca-
démie. Approbation de cette Compagnie, accordée à l'Auteur, &c.*

LE rapport de mes Commis-
saires, qui comprenoit l'A-
nalise ou l'Extrait de mon Livre,
fut fixé à la Séance du 5 de Novembre. Aussi-tôt que j'en eus avis,
je fis une Lettre circulaire, que
j'adressai à tous les Maîtres de l'Art
dont j'ai l'honneur d'être connu,
pour les inviter à se trouver à cette
Assemblée. La lecture de l'Extrait
en question & le rapport de mes
Commissaires furent faits à la satisfaction de la Compagnie, &
conséquemment à la mienne.
Après qu'on eut déliberé, suivant
l'usage, dans la Chambre du Conseil, le Directeur prit la parole, &
déclara que l'Académie donnoit

authentiquement son Approbation à mes découvertes, ainsi qu'aux Démonstrations & aux Expériences que j'avois faites pour les justifier. Il ajoûta que la Compagnie chargeoit MM. Puzos & Gervais, Commissaires, de dresser cette Approbation.

Cette affaire ainsi terminée, tous mes soins ne furent plus alors que de presser, autant qu'il étoit possible, la rédaction d'un titre aussi glorieux pour moi, & d'en obtenir la délivrance.

Dans cette intervalle M. de la Peyronie revint de campagne. On lui rendit compte des suites & du succès de toute cette affaire. Il parut fort content de tout ce qui s'étoit fait, & me fit l'honneur de me le marquer. Il voulut voir l'Analise de mon Ouvrage, & après l'avoir lûë, il m'en témoigna de nouveau sa satisfaction. Cependant on travailloit à l'Académie à fixer &

à modifier les termes dans lesquels
l'Approbation de cette Compagnie devoit être conçûë, & ce fut
au milieu des discussions qu'un Ac-
te de cette nature entraîne toujours, que je pensai tout-à-coup
en être privé. Quelques Membres
de l'Académie lui représenterent
qu'elle avoit refusé son approbation à un Ouvrage publié depuis
peu, parce que l'Auteur l'avoit
fait imprimer avant de lui en avoir
fait part, & que comme j'étois dans
le même cas, on ne devoit pas non
plus m'en accorder.

J'eus là beaucoup de défenseurs
qui plaiderent ma cause. Leur réponse fut que j'étois dans un cas
bien différent du premier, puisque
ce n'étoit point pour mon Livre
que j'avois demandé cette Approbation, & que l'Académie l'avoit
accordée, mais qu'elle la donnoit
simplement aux Démonstrations
& aux Expériences qu'on avoit

exigées de moi pour appuyer la théorie de mon Livre ; que mon travail d'ailleurs méritoit bien un pareil encouragement, d'une Compagnie appliquée au progrès de l'Art dont je cultivois une partie si intéressante, qu'on ne pouvoit par conséquent me refuser ce témoignage de la satisfaction qu'elle en avoit ; qu'enfin si l'Auteur de l'Ecrit auquel elle n'avoit pas jugé à propos d'accorder son Approbation, pouvoit mettre dans la même évidence les faits ou les raisonnemens qu'il avoit publiés aussi bien que moi, sans la participation de l'Académie, elle ne feroit aucune difficulté d'y mettre le sceau dû aux bons Ouvrages.

L'Académie, malgré ces contradictions, s'étant décidée en ma faveur, j'allai lui en faire mes remercimens dans une de ses Séances. L'Approbation fut envoyée à M. Quesnay pour la signer, & me fut délivrée au commencement de Février 1745. dans la forme où je vais la repréfenter.

APPROATION de l'Académie Royale de Chirurgie.

OUI le rapport de MM. Puzos & Gervais, Commiffaires nommés pour l'examen d'un Livre qui a pour titre, *Effay fur les maladies des Dents*, par M. Bunon, l'Académie Royale de Chirurgie défirant foutenir l'émulation de l'Auteur & l'engager à porter à une plus haute perfection, s'il eft poffible, un travail fi foigneufement commencé, approuve fes nouvelles Découvertes par la conformité qu'elles ont avec nombre d'Expériences qu'il a faites fur des fujets de tout âge dans l'Hôpital de la Salpêtriere & autres, en préfence de M. de la Peyronie & de plufieurs Membres de cette Académie. Elle adopte fon

sentiment sur les causes élo͡͡‥
& próchaines de certaines n‥
dies des Dents, dont ceux qui ont
écrit jusqu'à présent sur cette matiere n'ont paru connoître que les
effets, & elle fonde son Approbation sur le rapport exact qu'elle a
reconnu entre la théorie de M. Bunon, & les preuves qu'il a fournies. En conséquence d'un objet
aussi bien rempli, quoique l'Ouvrage ne porte que le nom d'Essai,
l'Académie de Chirurgie estime
sa lecture très-nécessaire pour l'ins-
truction de ceux qui s'adonnent
au traitement des maladies des
Dents, suffisamment intelligible
pour les personnes destinées à élever des enfans, & assez intéressant
pour engager les gens de tous âges
& de tous états à se garantir des
vices qui ne surviennent que trop
souvent aux Dents par défaut de
soins & de précautions convenables. Fait à Paris ce cinq Novem-

bre mil sept cent quarante-quatre.
Signé, Quesnay, Secretaire.

CERTIFICAT *de M. Martinet, Chirurgien Major de l'Hôpital Général de Paris.*

LEs peines & les soins que s'est donnés M. Bunon depuis & pendant une année entiere pour trouver dans la Maison de la Salpêtriere des sujets différens, & en assez grand nombre pour prouver la vérité des faits & nouvelles découvertes qu'il a mises au jour dans son Livre intitulé, *Essay sur la maladie des Dents*, *&c.* sont des preuves certaines de son émulation & de l'amour qu'il a pour sa Patrie. Je ne crains pas de dire que le Public seroit bien ingrat, s'il ne lui en marquoit une sincére reconnoissance ; la Chirurgie même ne peut lui refuser *la sienne*, puisqu'elle trouve dans cet Ouvrage de quoi s'y perfectionner. Comme cela s'est passé sous mes yeux en qualité de Chirurgien en Chef de l'Hôpital Général, je lui dois mon témoignage, d'autant plus que j'ai été très-satisfait de la lecture de son Livre & de la netteté & précision avec laquelle il nous a prouvé ce qu'il y avance. A Paris ce cinq Octobre 1744. *Signé*, Martinet.

CERTIFICAT de M. Louis, Maître ès Arts, Chirurgien Ay-de-Major des Camps & Armées du Roy, gagnant Maîtrise à l'Hôpital de la Salpétriere, & Associé à l'Académie Royale de Chirurgie.

LA vérité des nouvelles découvertes répanduës dans le Traité de M. Bunon, qui a pour titre, *Essay sur les maladies des Dents, &c.* est suffisamment prouvée par l'adoption que notre illustre Chef a fait de ce Livre, en en acceptant la Dédicace. Mais l'exactitude du génie de M. le Premier Chirurgien, qui n'admet que les connoissances qui sont bâties & élevées sur des faits, exigea en l'adoptant que l'Auteur feroit voir sur des sujets, les choses qu'il avoit avancées. Pour cet effet M. Bunon choisit, sous les auspices de Monseigneur le Procureur Général, & de M M. les Administrateurs, différens sujets de tous âges à l'Hôpital de la Salpêtriere, où M. de la Peyronie s'est transporté. Le peu de tems qu'il put y rester ne lui permit pas de voir tous les cas que l'Auteur avoit examinés, j'eus l'honneur d'être chargé d'en poursuivre l'examen les jours suivans. L'ayant fait, je certifie que les peines & les soins que l'Auteur s'est donnés pour choisir le grand nombre de sujets qui lui étoient nécessaires, sont un motif de reconnoissance que le Public doit lui avoir, que les Maîtres de l'Art doivent

lui ſçavoir gré de ſes travaux, &
qu'il doit en être lui-même très-
ſatisfait, puiſque l'exacte vérité a
toujours accompagné toutes ſes
démarches, malgré la ſcrupuleuſe
attention qu'inſpire naturellement
l'expoſition des choſes qui ſont
nouvelles. C'eſt la juſtice que je
ſuis obligé de rendre à M. Bunon.
A Paris ce 18 Avril 1744. *Signé,*
Louis.

EXPERIENCES
ET DEMONSTRATIONS

Faites tant à l'Hôpital de la Salpê-
triere qu'à S. Côme , disposées
suivant la nature & l'analogie
des maladies des Dents.

PREMIERE PARTIE.

Démonstrations faites à la Salpêtriere
sur des sujets vivans.

CHAPITRE PREMIER.

De la maladie des Dents , appellée com-
munément Erosion. Nouvelles Obser-
vations sur cette maladie & sur le nom
d'Erosion, qu'on lui donne. Etat des
sujets de la Salpêtriere trouvés dans les
différens cas de l'Erosion.

Oour donner une idée
juste & précise des lumieres que j'ai répanduës sur
cette maladie presque inconnuë

avant moi, qu'il me soit permis de rapporter ici ce qu'en disent MM. Puzos & Gervais, Commissaires nommés par l'Académie pour l'examen de mon *Essay sur la maladie des Dents*, dans l'analise qu'ils en ont faite. Voici leurs propres expressions.

» Le troisiéme chapitre porte
» encore plus que le second sur
» l'objet de *M. Bunon*, qui a pour
» but de donner une plus ample
» connoissance qu'on n'a euë jus-
» qu'ici des mauvaises impressions
» que font sur les Dents, dès l'en-
» fance, certaines maladies.

» L'*Erosion* est une des plus com-
» munes qui leur surviennent,
» mais autant l'impression qu'elle
» fait sur les Dents saute aux yeux,
» quand elles sont dehors, autant
» la cause qui produit l'Erosion
» étoit-elle ignorée avant les re-
» cherches de l'Auteur, puisqu'au-
» cun Dentiste n'en avoit parlé

» avant lui, & que *Fauchard* s'est
» contenté de l'effleurer.

» L'Erosion a des singularités
» dans sa naissance & dans sa cau-
» se qu'on auroit peine à croire,
» si l'expérience dans la recherche
» de cette maladie, soit sur les
» vivans, soit sur les morts, ne
» s'étoit trouvée conforme aux
» pronostics de l'Auteur.

» On a reconnu dans différens
» Hôpitaux & à nombre de sujets
» *l'Erosion* imprimée sur des Dents
» qui n'avoient pas encore vû le
» jour, & qu'on n'a, pour-ainsi
» dire, déchatonnées que pour voir
» avec étonnement la justesse &
» la solidité du pronostic qui l'a-
» voit annoncée.

» L'uniformité des Dents *Ero-*
» *sées* à un grand nombre de sujets
» de l'Hôpital Général que M. Bu-
» non a fait voir à *M. de la Pey-*
» *ronie*, & à plusieurs de nous, l'e-
» xacte recherche qu'il en a faite

» fur des enfans morts, en préfen-
» ce des Chefs de différens Hôpi-
» taux, les Certificats authenti-
» ques fur la réalité prefqu'infailli-
» ble de l'*Erofion*, à la fuite des
» maladies contagieufes aufquel-
» les les enfans font fujets, que ces
» Chefs lui ont donnés, nous ont
» porté à adopter fon fentiment,
» & à regarder cette découverte,
» comme nouvelle & propre à
» l'Auteur de l'Effay.

Ce témoignage de deux grands Maîtres de l'Art, prouve bien le peu de connoiffance qu'on avoit avant toutes mes recherches, de la maladie appellée *Erofion*. Quelques òbfervations ajoûtées ici, donneront plus de jour à ce que j'en ai dit au troifiéme Chapitre de mon Ouvrage.

Dans toutes les Conférences que j'ai euës, foit avant l'impreffion de mon *Effay*, foit depuis qu'il eft publié, mais particulierement dans

le cours des Démonſtrations que j'ai faites, & de l'examen de ce Livre , fait par MM. Puzos &
Gervais , j'ai remarqué que le terme d'*Eroſion* embarraſſoit toujours les Maîtres de l'Art.

Les uns par rapport à cette dénomination qui déſigne une qualité corroſive dans le ſens actif ou paſſif , la confondoient avec la carrie ; d'autres croyoient que c'étoit du moins une carie commencée : Et la plupart prétendoient qu'*Eroſion* , *Corroſion* , & Carie , étoient la même choſe , attendu que tous les Dictionnaires attachent à peu près la même idée à ces trois dénominations.

Lorſque j'ai employé le mot d'*Eroſion* , ſoit dans mon *Eſſay* , ſoit dans divers entretiens que j'ai eus ſur cette matiere, pour déſigner l'alteration de la ſurface émaillée des Dents dont il eſt queſtion , je comptois que cette maladie étoit

trop connuë, au moins par ſes ef-
feṭs, pour que quelqu'un pût prendre le change, & je ne voyois point
d'inconvénient à laiſſer ſubſiſter
la dénomination établie par M.
Fauchard. Ainſi plus curieux de
faire connoître la cauſe & les ſuites de cette maladie, qui me paroiſſoient entierement ignorées,
que de diſputer du nom qui lui
convenoit, je continuois à me
ſervir du terme reçû.

J'ai reconnu depuis que ce nom,
peu juſte en lui-même, induiſoit
encore en erreur, en faiſant mé-
connoître la maladie qu'on a prétendu déſigner. Mais plus je ſen-
tois la néceſſité de lui en ſubſti-
tuer un autre, plus j'étois étonné
du peu d'attention qu'on avoit fait
à cette maladie, dont perſonne
n'avoit parlé avant *M. Fauchard.*
Je me demandois ſouvent quelle
idée les Médecins, les Chirurgiens,
les Dentiſtes pouvoient en avoir

euë

euë jusqu'alors, & ce qu'ils pen-
soient en un mot des Dents qu'ils
trouvoient dans le cas d'une maladie aussi frappante qu'elle est
commune. Quel nom lui don-
noient-ils, me disois-je, & com-
ment répondoient-ils aux questions qu'on leur faisoit à ce sujet ?

Mais pour m'épargner des discussions inutiles, distinguons d'a-
bord cette maladie des accidens
avec lesquels on peut la confondre, & nous la définirons ensuite.

Ce que les Dentistes entendent
par *Erosion*, n'est ni corrosion, ni
carie, ni le commencement de ces
affections, quoiqu'elle les produise
ordinairement dans des bouches
où il y en a des Dents attaquées.

La corrosion sur les Dents, comme sur tous les autres corps osseux,
est une sorte de carie & des plus
dangereuses. La moindre de ses
impressions s'étend bien plus loin
que l'apparence de son volume.

M.

C'eſt une eſpece de calcination ou
de vermoulure, qui rend les Dents
tendres & caſſantes. Jamais cette
maladie n'a lieu ſur une ou deux
Dents ſeulement, ſes progrès ſont
toujours rapides , & en peu de
tems la plus grande partie, ou la
totalité des Dents en eſt attaquée.

La carie pouriſſante, qui eſt la
plus ordinaire, attaque quelquefois ſimplement dans toute une
bouche une ou deux Dents ; mais
la moindre tache qui l'annonce ,
fait tous les jours quelques progrès
plus ou moins lent, plus ou moins
rapide, & le centre de cette tache,
quelqu'imperceptible qu'il ſoit, ce-
de à l'action la plus légere de l'inſtrument, & de l'extremité pointuë
ou mouſſe de la ſonde.

Les taches *d'Eroſion* (comme on
les appelle) réſiſtent au contraire
à l'inſtrument dans toute leur capacité, lorſqu'il n'y a rien d'étranger qui s'y ſoit introduit par la poſi-

tion de la Dent, ou par la profondeur de l'impreſſion. Car dans le
cas de l'*Eroſion*, improprement dite, il ſe fait dans l'émail un enfoncement qui va quelquefois juſqu'à
la ſubſtance oſſeuſe, & qui la pé-
netre même par la ſurface qui eſt
contiguë à l'émail ; ce qui arrive
principalement à l'extremité de la
couronne dans les rayeures qui ſe
trouvent entre les angles ou éminences ſur la table de cette couronne. Les Dents dont l'émail eſt
en cet état, ſont ſujettes à la carie
par leur ſeule diſpoſition , lorſqu'elles ſont trop ſerrées les unes
contre les autres, qu'elles ſont mal
arrangées, & que les impreſſions
dont il s'agit , étant irrégulieres &
profondes, interceptent des particules de limon ou d'alimens âcres,
qui produiſent la carie par leur ſéjour dans ces enfoncemens où ils
ſont engagés. Sans ces mauvaiſes
diſpoſitions un ſujet peut avoir les

Dents toutes parſemées de ces tubercules ou enfoncemens, même
dans les parties latérales, & cependant exemptes de carie, quoiqu'elle ſoit une ſuite ordinaire & preſque inévitable de ces impreſſions dans la plûpart des bouches qui en ſont atteintes, ſurtout par rapport aux Dents de lait, & cela faute d'examiner aſſez tôt ces diſpoſitions pour y remedier, & pour négliger les ſoins & les précautions que ces Dents exigent encore plus que d'autres.

La corroſion & la carie ne ſe forment ordinairement ſur les Dents qu'après leur ſortie hors des gencives, quoiqu'il s'en trouve quelquefois, qui ſuivant leurs diſpoſitions, en ſont attaquées auſſitôt qu'elles paroiſſent; au lieu que l'*Eroſion* (dans ſa véritable idée) ſe trouve ſur les Dents encore enfermées dans les alveoles & ſous les gencives, quelquefois même plusieurs années avant leur sortie.

La carie & la corrosion, non seulement sont une corruption de la substance de la Dent qui en est atteinte, mais encore ont un principe de putréfaction : au lieu que la maladie en question (quoique la carie ou même la corrosion lui succede) ne peut causer de corruption que par les gravelures dont l'inégalité raboteuse gâte l'émail, qui dans son état naturel, devroit être uni, plein & poli. Car ce délabrement de l'émail n'a pas en lui le principe de corruption par lequel la carie se forme dans les endroits les plus disposés à intercepter les matieres qui la produisent. Ce sont ces matieres mêmes qui en croupissant dans les enfoncemens les plus profonds de l'émail, se putréfient & communiquent leur corruption à cette partie de la Dent, qui n'étant pas licée ni polie comme elle devroit l'être, reçoit les premieres atteintes de la carie qui se forme dans ses enfon-cemens; sans quoi la carie n'auroit point eu lieu, malgré tout le délâ-brement de l'émail.

On voit par ces Observations que la carie, la corrosion & l'*Ero-sion* dans le sens que je lui donne, sont trois choses bien différentes, quoique leurs effets soient à peu près les mêmes, & qu'elles deman-dent par conséquent différens égards & différens soins de la part du Dentiste.

Ce que M. Fauchard a nommé *Erosion* des Dents, n'est donc point (suivant la force du mot) ni une affection corrosive ou tendante à la putréfaction, ni l'effet d'un prin-cipe corrodant; autrement ce nom d'*Erosion* lui conviendroit unique-quement, & alors on auroit raison de ne pas distinguer essentielle-ment cette maladie de la corrosion & de la carie. Mais c'est une impression semblable à celle que la cire reçoit d'un cachet en relief, ou à celles qu'on voit sur l'émail d'une infinité de piéces de fayence. Il s'agiroit de lui trouver un nom moins équivoque.

Lorsque les maladies qui causent ce délabrement de l'émail ont lieu dans le tems critique où les Dents en sont susceptibles, elles mettent plus ou moins en mouvement la masse des fluides, dont l'action & le volume augmentent à proportion, suivant la force ou la malignité du vice. Alors le nombre infini de petits vaisseaux qui sont contenus dans la membrane vésiculaire, où la matiere de la Dent encore tendre est renfermée se trouvent engorgées par l'abondance & le mouvement des liqueurs, qui par leur fermentation, leur ébullition & leur violence écartent les petits parois de ces vaisseaux & déchirent leurs tuni-

ques, de façon que l'humeur, soit
en s'épanchant, soit par l'effet de
l'engorgement qu'elle produit, forme dans toute l'étenduë de cette
membrane & à toutes ses faces des
élevures & des tubercules. Or les
élevures qui se forment, soit aux
vaisseaux mêmes, soit à cette membrane, dans l'endroit contigu à la
couronne de la Dent, s'impriment
sur la matiere de l'émail qui couvre
toute cette couronne, d'où résultent sur la surface émaillée des enfoncemens de différens diametres.
Les uns ne sont que des petits points
presque imperceptibles, mais profonds, qui approchent de la substance osseuse; d'autres ont plus
d'étendue, & de la profondeur à
proportion. Quelques-uns n'ont
que de l'étenduë & sont peu
profonds. D'autres enfin ne sont
que des impressions fort légeres,
qui n'alterent ni la couleur ni la
qualité de l'émail, & qui ne peuvent

vent en aucune forte caufer la carie.

Comme la plûpart des maladies
qui produifent ces différens effets,
ont prefque toujours une caufe lo-
cale (à l'exception du Rachitis,
&c. où elle eft univerfelle) il peut
arriver tout d'un coup un changement dans l'état des humeurs, foit
par une caufe naturelle, foit par le
fecours des médicamens. Alors
pour peu que les Dents ayent déja
une forte de folidité, foit par leur
bonne conformation, foit par les
bons foins qu'on a du fujet, elles
font moins fufceptibles de ces impreffions, que quand ce changement n'a pas lieu, ou que le fecours
des médicamens eft tardif & mal
dirigé par rapport à l'état d'un enfant qui a d'ailleurs les Dents
moins folides & mal conformées.

Toutes les Dents de lait en général font difpofées à cette altération
de l'émail, & parmi les autres

Dents, les quatre premieres groſſes molaires, les canines & les inciſives y ſont encore les plus ſujettes, parce que toutes ces Dents avant leur ſortie du baſſin & de l'alveole ont leur membrane fort expoſée à la fermentation & à l'ébullition des humeurs qui produiſent les effets que je viens de décrire.

Les huit petites molaires qui remplacent le huit molaires de lait, ſont les Dents de toutes les moins ſujettes à cet accident, parce que leur ſubſtance & leur membrane ſont enveloppées plus long-tems dans cette loge ou cloiſon qui leur ſert d'étui, ſous les racines des molaires de lait. Cette diſpoſition ſinguliere que j'ai décrite dans mon Ouvrage, paroît avoir été inconnuë avant moi. J'en puis juger par l'étonnement que je cauſai aux Maîtres de l'Art, en leur démontrant toute l'économie de ces molaires, dont la lecture de mon Livre n'avoit encore pu les convaincre. Cette cloifon ou cet étui des petites molaires, garantit donc la membrane qu'elle couvre, des impreffions de l'humeur, en l'empêchant d'y communiquer, & par conféquent d'y former les tubercules qui font fur l'émail des Dents les enfoncemens dont il eft queftion. C'eft ainfi que ces Dents font préfervées de l'altération de leur émail, accident qu'elles n'évitent pas néanmoins quand la cloifon eft ouverte par l'accroiffement de la Dent qu'elle renferme, leur membrane fe trouvant alors dans le même cas que celle des autres.

Ces différentes obfervations qui font maintenant autant de faits démontrés, en me faifant fentir l'improprieté du nom d'*Erofion*, que M. *Fauchard* a donné le premier à cette maladie, m'avoient porté à lui donner celui de *Dépreffion*, qui m'avoit paru le plus convenable &

le plus propre à exprimer ſes effets.
Mais après avoir bien analiſé toutes
les idées que préſente le mot de *Dé-*
preſſion; je ne l'ai point trouvé aſſez
clair, & j'ai appréhendé qu'il n'in-
duiſit en d'autres erreurs. J'invite
néanmoins les Maîtres de l'Art à
chercher un nom plus heureux, &
qui puiſſe rendre exactement l'idée
que j'ai donnée de cette maladie.
Et je crois qu'on pourroit adopter
le nom d'*Aſperité*, comme le plus
propre, ſuivant les ſignifications &
définitions qu'on trouve de ce mot
dans le Léxicon Medicum & dans
le Dictionnaire de Trévoux, lequel eſt le contraire de *Lévité*; ce
dernier mot ſignifiant *poli*, *uni*,
&c. & *Aſperité*, inégalité raboteu-
ſe, rayeure, &c.

Pour que le nom d'Eroſion fût
juſte & pût ſubſiſter, il faudroit
que dans les maladies qui produiſent celle dont nous parlons, l'humeur par ſon ébullition venant à

s'épancher & à frapper quelque partie de la dent, la rongeât effectivement, ou du moins lui communiquât une qualité corrosive.

Il est vrai qu'en se figurant l'effet que produit l'état des fluides dans les maladies dont on a parlé, (effet désigné jusqu'ici par le mot d'*Erosion*) à peu près semblable à celui que causent ordinairement quelques vices, tant sur les vaisseaux même & sur leurs tuniques, que sur quelque partie osseuse, cartilagineuse ou tendineuse, qui s'en trouve rongée ou détruite, on ne pouvoit gueres s'empêcher de confondre ensemble *Erosion*, *Corrosion* & *Carie*, soit qu'on crût que cette affection étoit produite sur la Dent après sa sortie de l'alvéole & de la gencive par quelque matiere rongeante, qui faisoit en ce cas le même effet que la roüille sur les métaux, (ce qu'on ne peut imaginer de l'érosion, improprement dite, mais

N iij

de la corrosion & de la carie) soit qu'on reconnût qu'elle se formoit sur la Dent encore enfermée dans l'alvéole & sous la gencive. Mais que notre *Erosion* est différente! La *Corrosion & la Carie*, maladies à peu près semblables, sont, suivant les circonstances, des progrès rapides. L'Erosion au contraire, quoiqu'elle dispose les Dents à la carie, qui en est une suite ordinaire, peut avoir lieu, suivant les dispositions des Dents du sujet, sans que la carie s'ensuive.

C'est après avoir reconnu, comme je l'ai dit, par les conférences que j'ai euës avec plusieurs Maîtres de l'Art, qu'on n'avoit pas une idée juste de la cause & de la nature de l'*Erosion*, ainsi que je continuë de l'appeller avec tout le monde, que j'ai crû devoir la définir mieux. J'eus lieu surtout de m'assurer de l'opinion qu'on avoit de cette maladie dans les entretiens que j'avois avec

M. Puzos, l'un de mes Commissaires
& comme la méprise où tombent
à cet égard les Artistes, étoit cau-
sée principalement par la dénomination équivoque d'*Erosion*, j'a-
vois résolu de l'abandonner, ce qui
m'auroit été beaucoup plus aisé
que de lui substituer un autre
nom.

Or pour résumer en peu de mots
toute la Phisiologie ci-dessus dé-
duite : L'*Erosion*, dans le sens que
je lui donne, est donc la premiere
maladie qui attaque l'émail & le
corps des Dents. Cet accident, jusqu'à présent inconnu, si j'ose le dire, est la principale source des maux
& même de la perte des Dents.
Celles qui y sont les plus sujettes
sont les Dents de lait, les secondes
Dents, & surtout les premieres grosses molaires.

Elle a lieu sur les Dents de lait,
lorsque les enfans, comme je l'ai
dit, sont attaqués au-dessous de

deux ans ou environ de quelqu'une
des maladies que j'ai défignées dans
mon *Effay*. Les fecondes Dents &
les groffes molaires en font atteintes, lorfque quelqu'une de ces maladies n'arrive que depuis environ
quatre ans, jufqu'à la 9e ou 10^e
année au plus tard.

L'*Erofion* eft pour les Dents une
difpofition prochaine à la carie qui
les ruine, en fe communiquant aux
Dents voifines, & à celles qui remplacent les Dents de lait, le tout
par le feul contact.

Cette maladie provient, comme
je l'ai fait voir, de l'engorgement
des petits vaiffeaux adhérans à la
membrane qui enveloppe la matiere de la Dent, & par les tubercules qui furviennent alors à cette
membrane dans les maladies dont
les enfans font affligés dès les premiers mois ou les premieres an-
nées de leur âge, jufqu'à la 9e ou
10e année.

C'eſt avant la ſortie des Dents, & dans le tems que la couronne eſt encore ſous les gencives & dans l'avéole, que ſe forme l'*Eroſion* ; les racines n'en ſont jamais atteintes.

Enfin ce que j'appelle *Eroſion* eſt l'altération de la ſurface émaillée des Dents. C'eſt une infinité de petits trous, de rayûres, de taches & d'enfoncemens qui pénetrent plus ou moins cet émail, & qui rendent les Dents de tant de perſonnes d'un aſpect fort déſagréable.

Ces principes établis, paſſons aux Expériences.

ET AT des sujets de la Salpétriere trouvés dans les différens cas de l'Erosion, & rangés par ordre de Démonstrations, suivant leur âge & les degrés de la maladie, relativement aux matieres contenuës dans l'Essay sur les maladies des Dents.

§. I.

Erosion des Dents de lait.

PREMIER CAS.

ENfans depuis trois mois jusqu'à quatre ans & plus, ayant été atteints de Rachitis, Rougeole, petite vérole, fiévre lente ou autre, Chartre, Scorbut, &c. Voyez l'Essay, p. 66-77.

Noms des sujets, leur âge, Salle où ils se sont trouvés.	*Etat des Dents de de chaque sujet.*

PREMIER DEGRE'.

Six sujets dont les Dents incisives supérieures sont marquées d'*E-rosion*, & dont en quelques-uns les molaires qui ne sont point encore sorties, se trouveront atteintes de cette maladie en sortant des gencives.

Sçavoir,

Jean Pierre Robert, 10. mois ; Salle des Nourrices.	Incisives supérieures, Erosées. Rougeole.
Thérese Baudry, 16 mois. *ibid.*	Incisives supérieures, Erosées. Rougeole & petite vérole.
Jean Gros, 2 ans. Salle des gâtés.	Incisives supérieures, érosées. Rougeole.
Jean Louis, 5 ans. *ibid.*	Incisives de lait supérieures, érosées. Rachitis.
Catherine N . . . . 7 ans. *ibid.*	Incisives de lait supérieures, érosées. Scorbut.
Jacqueline le Vasseur, 3 ans. Crêche, troisiéme Salle.	Incisives supérieures, érosées. Petite vérole.

DEUXIEME DEGRE'.

Qui montre la progreſſion de la maladie.

Sept ſujets dont les molaires & les inciſives ſupérieures de lait ſont éroſées.

SÇAVOIR,

Claude N... 4 ans. Salle des gâtés.	Molaires de lait éroſées, ainſi que les inciſives ſupérieures.
Marie Rouſſel. 6. ans. Salle de S. Auguſtin.	Molaires de lait, éroſées, ainſi que les inciſives ſupérieures.
Marie - Françoiſe Ducrot, 4 ans. Crêche, premiere Salle.	Molaires de lait, éroſées, ainſi que les inciſives ſupérieures.
Marie Chenebeau, 6 ans. *ibid.*	Molaires de lait & canines éroſées.
Jean-Denis Bence, 2 ans, Crêche, ſeconde Salle.	Molaires de lait, éroſées.
Marie-Jeanne Majer, 3 ans. Crêche. quatriéme Salle.	Molaires de lait, éroſées.

Magdelaine-Elisabeth Barbin, 5 ans. Crêche, premiere Salle.	Forte érosion, germe de plusieurs Dents de lait détruit sans ressource, ces Dents n'étant pas venuës à cet âge.

Les Dents indépendamment du premier cas de l'Erosion, tel qu'il vient d'être exposé, peuvent aussi dès ces premiers tems de la vie, par défaut de conformation, de consistance & de qualité, être atteintes de dispositions à la carie, ou même être déja cariées, sans que les sujets ayent eu aucune des maladies qui produisent l'*Erosion*. Mais soit que ces sujets ayent des taches de carie, soit qu'ils ayent les Dents cariées ou érosées à un certain point, on peut arrêter ou ralentir les progrès de ces divers accidens, en plombant les cavités que l'on jugera l'exiger, & pouvoir supporter le plomb, par la so-

lidité des lames offeufes qui font
encore entre la cavité naturelle de
l'intérieur des Dents & celle que
la carie a caufée. On peut même,
fuivant l'état de l'*Erofion* ou de la
carie, féparer par quelques légers
coups de lime, les Dents qui en
font atteintes d'avec leurs voifines
qui ne le font pas. On évitera par
ce moyen les fuites de ces mauvai-
fes difpofitions, & l'on pourra faire durer ces mêmes Dents jufqu'à-
ce qu'elles foient remplacées par
les fecondes, fans qu'il s'enfuive
aucun inconvénient, & que le fujet pendant leur durée fouffre d'incommodité de leur part : Tandis
qu'on voit quantité d'enfans victimes du malheureux préjugé où
font une infinité de perfonnes qu'il
n'y a rien à faire ni à voir aux
Dents dans un âge auffi délicat,
& auffi tendre.

EXEMPLE.

Le 8 Juin 1744. je fus mandé au Luxembourg pour voir la bouche du jeune Comte de Vié, fils unique de M. le Comte de Mortemar, qui n'avoit pas encore trois ans. Cet enfant, malade depuis 15 jours, faisoit tout appréhender pour sa vie. Il avoit depuis ce tems une fiévre violente, il ne dormoit point, & ne faisoit que se tourmenter, se plaindre & crier en portant souvent les mains à sa bouche. Tous les remedes que le Médecin qui le voyoit avoit ordonnés avoient jusqu'alors été inutiles, & l'on pensoit en conséquence que c'étoient quelques Dents prêtes à percer qui réduisoient cet enfant dans ce triste état. M. le Comte de Crux, son oncle, étoit doublement affligé à cause de l'absence du pere qui étoit à l'armée. La Gouvernante de ce précieux enfant se souvint que m'ayant prié de visiter sa bouche lorsqu'il n'avoit encore que deux ans, j'y avois trouvé des dispositions propres à empêcher les molaires de lait d'aller jusqu'au renouvellement, sans que les taches de carie que j'y voyois alors, ne fissent des progrès capables d'avancer leur perte & de causer à l'enfant de grandes douleurs. Elle crut devoir, en conséquence, engager M. le Comte de Crux à me faire venir pour voir les Dents du malade. Ce Seigneur y consentit, sans s'imaginer que le mal fût de ma compétence, & recommanda seulement qu'on l'avertît quand je serois arrivé. Aussi-tôt que j'eus visité l'enfant, j'assurai que le mal ne provenoit pas, comme on l'avoit soupçonné, de quelques taches noires de carie qui paroissoient sur plusieurs molaires d'en bas ; mais que la premiere molaire de lait supérieure du côté droit causoit ce désordre,

défordre, & produiroit encore
d'autres accidens, fi on ne me permettoit de l'ôter & de percer un
abcès confidérable qu'avoit occafionné la carie profonde, dont elle
étoit atteinte. Comme on parut
douter de l'exiftence de cette carie, attendu, difoit-on, qu'on y
avoit regardé & qu'on n'avoit
rien vû de ce que j'y trouvois,
j'introduifis l'extrémité d'un petit ftilet dans la cavité de la
Dent, & par-là je fis voir que le
coup d'œil ne fuffifoit pas pour
s'affurer de ce qui fe paffe dans
l'intérieur de la bouche, mais qu'il
faut encore que les inftrumens fup-
pléent quelquefois au défaut des
yeux. Je priai qu'on fît avertir M.
le Comte de Crux, il parut & je
lui rendis compte de ce que je venois d'obferver: je lui fis même reconnoître & la carie de la Dent &
l'abcès. Enfin je lui dis qu'il falloit
non-feulement ôter cette Dent au

O

plus vîte, mais encore ouvrir en même-tems l'abcès, qui étant rempli de pus & situé à la partie supérieure de la gencive, ne pouvoit suffisamment s'évacuer par la seule extraction de la Dent. M. le Comte de Crux me donna ses ordres pour opérer, & je le fis avec succès. Le sang & le pus sortirent en abondance : Je fis gargariser aussi-tôt le malade avec de l'eau chaude, & un peu d'eau vulnéraire. Je conseillai ensuite de lui donner un lavement & de le coucher, assurant que le retour du sommeil, dont il étoit privé depuis 15 jours, étoit infaillible. En effet depuis ce moment l'enfant alla de mieux en mieux & fut bientôt rétabli.

Quelque tems après, dans une visité que je lui fis, je prévins la Gouvernante que la pareille Dent du côté gauche auroit le même sort ; mais qu'aussi-tôt que la carie qu'elle ne pouvoit éviter, y auroit

fait une profondeur suffisante pour
y engager du plomb, on pourroit
y en mettre pour en arrêter les progrès, ce qui épargneroit à l'enfant
de pareilles douleurs, & lui feroit
attendre le renouvellement, si sa
grande vivacité ne s'y opposoit.
Or l'agitation continuelle de cet
enfant n'ayant pas permis de lui
procurer ce secours, & la carie au
mois d'Août dernier se trouvant
parvenuë jusqu'aux parties sensibles de cette Dent, les douleurs
augmenterent au point de le tourmenter vivement, de lui ôter le
sommeil, & de faire gonfler les
gencives, où se feroit formé infailliblement un abcès semblable à
celui dont je l'avois délivré. On
me fit en conséquence avertir le
15 du même mois d'Août: Après
avoir examiné l'état de sa bouche,
mon avis fut que pour couper court
à une suite de maux tels que les
premiers, il ne falloit point diffé-

rer à ôter la Dent en queſtion: C'eſt ce que je fis ſur le champ, & le ſuccès de l'opération fut juſtifié par la tranquillité du malade, par le retour du ſommeil qu'il éprouva dès la nuit ſuivante, & par la guériſon parfaite qui s'enſuivit. Cette Dent étoit, comme la premiere, cariée très-profondément depuis l'extrémité de la couronne vers le milieu, juſqu'à l'intérieur des racines.

II CAS.

De l'Eroſion *des Dents de lait & ſes ſuites.*

Enfans de quatre à cinq ans juſqu'à 10 à 12, ayant les Dents de lait atteintes de carie, produite principalement par l'*Eroſion.* Eſſay; p. 111-114.

DEGRE' UNIQUE.

Cinq ſujets dont les molaires de lait ſont cariées par une ſuite de l'*Eroſion.*

SÇAVOIR,

NicolasMarchand, 5 ans. Crêche, troisiéme Salle.	Molaires de lait, carriées.
LeogadeTimothée Foucart, 7 ans. *ibid.*	Molaires de lait, cariées.
Geneviéve N.... 5 ans. *ibid.*	*Idem.*
Marie - Anne Verion, 7 ans. Salle des gâtés.	*Idem.*
Jeanne Picheroy, 9 ans. Salle de S. Auguſtin.	*Idem.*

III. CAS.

De l'Eroſion *des Dents de lait,* *& de ſes ſuites.*

Sujets au-deſſus de 7 ans dans la chute des Dents de lait, cariées principalement par l'*Eroſion.* Eſſay, p. 111 - 114.

PREMIER DEGRE'

Compoſé de deux Claſſes.

1º. Six ſujets ayant les molaires

de lait, cariées, & des parcelles ou débris de Dents reftées entre les Dents nouvelles.

SÇAVOIR,

Marguerite Dubois, 10 ans. Salle de S. Auguftin.	Molaires de lait, cariées, & parcelles reftées.
Magdelaine Gottard, 11 ans. *ibid.*	Molaires de lait, cariées, & parcelles reftées.
Marie - Elizabeth Bechan, 7 ans Crêche premiere Salle.	Molaires de lait, cariées, & parties reftées.
François Garnier, 9 ans. Crêche, quatriéme.	Reftes de Dents de lait, cariées entre les Dents nouvelles
Marie-Anne Géoffroy, 8 ans. Salle de Jefus.	Molaires de lait, cariées, & débris reftés.
Nicole Touret, 15 ans. Salle de fainte Catherine.	Molaires de lait, cariées, dont les parcelles reftées carient les premieres groffes Molaires.

2°. Deux fujets ayant des Dents de lait, ainfi que des parcelles de ces Dents cariées, entre les Dents nouvelles, & leur communiquant la carie.

SÇAVOIR.

Catherine Garpart, 25 ans. Salle de sainte Marthe.	Molaires de lait, reftées entre une premiere groffe molaire & la derniere petite voifine, qui en font cariées.
N. Couturier, 32 ans. *ibid.*	Deux molaires de lait, reftées, & parcelles, dans le cas ci-deffus.

Il eft d'une extréme importance de prendre garde aux fuites que peuvent produire les Dents de lait cariées. Le moyen de les prévenir eft d'ôter ces Dents à propos, foit entieres, foit par fragments, d'en extirper jufqu'aux racines qui féiournent après la deftruction des couronnes par la carie, & les parcelles ou débris de ces mêmes cou-

ronnes cariées, que la couronne
de la Dent nouvelle, en rempla-
çant celle de lait, a brisées & di-
visées.

On en va voir des effets dans le
Degré suivant ; en attendant que
je donne sur ce sujet d'autres observations contenant plusieurs accidens arrivés par la même cause
à des enfans de la plus grande distinction.

DEUXIEME DEGRE'.

Neuf sujets dans qui j'ai observé
que les parcelles ou débris des molaires & des canines de lait cariées,
carioient les parois des alvéoles,
offensoient les gencives, les exco-
rioient & les ulcéroient vers la
jonction inférieure & supérieure
des gencives avec l'intérieur des
joües.

EXEMPLES.

Un dixiéme sujet, appellé Eli-
zabeth

zabeth Palfroy, âgée de dix ans, & de la Salle de sainte Geneviéve, est morte à l'Hôtel-Dieu au commencement de Janvier 1744, d'une pareille excoriation & ulcération devenuë chancreuse. J'avois inscrit ce sujet au mois de Novembre précédent, en faisant la visite de cette Salle, & je l'avois fait remarquer aux Officieres. Je leur dis qu'il y avoit tout à craindre que le mal, déja fort considérable, n'eût des suites fâcheuses, & qu'il seroit à propos d'y faire attention. L'état de cet enfant provenoit de l'abondante & profonde *Erosion* dont ses Dents étoient toutes criblées, & de la carie que ces criblures y avoient occasionnée. Or les racines de ces Dents cariées étant restées sous les gencives, avoient carié les parois de l'alvéole, percé la gencive & étoient entrées par sa base dans l'intérieur de la joüe, en l'excoriant en cet endroit ; d'où

P

s'étoit ensuivi un ulcere, dont la profondeur remplie de matieres croupissantes & pouries, l'avoit fait dégénérer en un chancre affreux, dont la joüe de cet enfant (qui d'ailleurs m'avoit paru être assez saine) a été mangée; ce qui lui a causé la mort.

Ces accidens sont communs, & ont lieu souvent, sans que la cause en soit clairement connuë; parce qu'assez souvent les chicots ou les racines qui produisent tout ce désordre, percent l'alvéole par l'extérieur des parois & de la gencive, sans beaucoup de douleur : tellement que quand les pointes excorient & entrent dans l'intérieur des joües, on ne sent d'abord qu'une légere douleur, que l'on prend pour un mal de Dents ordinaire, ce qui fait qu'on néglige d'y faire regarder. Cependant l'excoriation devient plus large & plus profonde, l'ulcération s'ensuit & souvent

les parties des Dents qui ont caufé
tout le mal, font emportées ou dégagées par les mouvemens de la
langue, ou détachées par les matieres purulentes. Enfin lorfqu'on
y regarde de plus près, on recon-
noît un ulcere, ou même un chancre confidérable & dangereux,
fans néanmoins trouver les racines
ou les chicots qui l'ont caufé. On
s'imagine en conféquence que ce
défaftre eft produit par quelqu'autre vice, ce qui donne lieu à un
plus long traitement, tandis que
la moindre précaution, & le coup
d'œil du Dentifte euffent arrêté le
mal dans fa fource.

Sçavoir,

N. Nichard, 9 ans. Salle de fainte Geneviéve.	Molaires & canines de lait, cariées, cariant les premieres groffes molaires, par leur partie latérale voifine & les petites molaires

	déja revenuës à côté de celles de lait qui subsistent encore, mais cariées, & des racines qui percent les parois de l'alveole & ulcérent la gencive.
Barbe Labbé, 11 ans. *ibid.*	Parcelles de racines de Dents de lait, restées sous les gencives, qui percent les parois de l'alveole, & ulcerent la gencive & l'intérieur de la joüe du côté gauche à sa base.
Marie le Coq, 12 ans. Salle de sainte Luce.	Parcelles de Dents de lait, cariant les Dents voisines, perçant les parois de l'alveole & ulcerant la gencive.
Marie-Louise Bance, 9 ans. Crêche, deuxiéme Salle.	Racines de Dents de lait, restées après la destruction de la couronne par la carie, qui carient

	les parois de l'alveole perpendiculairement & ulcerent la gencive.
Victoire Segond, 8 ans. *ibid.*	Parcelles & débris de Dents de lait, excoriant & ulcérant la gencive.
Marguerite Lévêque, 8 ans. Crêche, troisiéme.	Restes desDents de lait, excoriant & ulcérant la gencive.
Dorothée Lavocat, 9 ans. *ibid.*	Débris considérable, ulcérant la gencive.
Cécile N...6 ans. *ibid.*	Racines de Dents de lait, perçant les parois de l'alveole & ulcérant considérablement la gencive.
Pierre Pouzole, 5 ans. *ibid.*	Gencive ayant une grande difformité par déperdition de substance, tant de l'alveole que de la gencive, laquelle provient d'un ulcére, causé par la

racine d'une inci-
five fupérieure ca-
riée.

Lorfque les molaires de lait font
cariées par leurs parties latérales,
elles peuvent produire beaucoup
de défordre par la communication
de leur carie fur les Dents voifines
que cette carie attaque auffi dès ce
tems. Celles-ci produifent le même effet fur les fecondes Dents, &
la carie circule ainfi, quoiqu'elle
ne fe faffe fentir ou appercevoir
que plufieurs années après. On
peut éviter cette contagion & ces
fuites, foit en ôtant à propos les
Dents de lait cariées, foit en les
plombant, ou en les limant, fuivant l'exigence des cas.

AUTRE EXEMPLE.

La fille de M. de la Touche,
Ecuyer de Madame la Dauphine,
ayant eu plufieurs accidents à la
machoire inférieure, & à l'exté-

rieur des joües fous cette partie, furtout du côté droit, a été trai-tée par différens moyens très-dou-loureux pendant plufieurs années, fans beaucoup de fuccès ; deux Si-nus extérieurs étoient entretenus, ainfi que l'épanchement d'un pus épais par l'un & l'autre ; il paroif-foit par le plus voifin de l'angle du menton, un corps folide fortant en partie, cela depuis plufieurs an-nées. Ceux qui avoient vu cette Malade, jugeoient, les uns que c'étoit une portion de la machoire, ainfi qu'on en avoit déja tiré plu-fieurs ; d'autres difoient que c'étoit peut-être une Dent, mais fans dé-cider, ni ofer entreprendre d'en faire l'extraction, par la fingulari-té de fa pofition. Les Sieurs C.... & C..... laiffoient fubfifter ce corps nuifible en cet état, par la crainte des fuites de fon extirpa-tion, dont l'hémorragie étoit une des plus dangereufes, étant fort à craindre dans ce cas , à ce qu’on difoit.

De forte que par plufieurs points de terreur mal fondés , infpirés au pere , à la mere & à cette jeune Demoifelle , elle reftoit dans un état bien trifte & fort défagréable. M. Faget l’aîné me fit avertir pour que nous allâffions voir enfemble eette fingularité ; nous y fûmes le 16 Décembre 1745. Au premier coup d’œil , fans avoir encore touché ni examiné , j’affurai que ce qui paroiffoit à travers ce Sinus étoit une Dent ; que l’on verroit confirmer ce que je difois ; & que j’en parlerois avec plus de circonftances lorfque j’aurois vifité & examiné , mais qu’il falloit extirper cette Dent pour acheminer à la guérifon , qui n’auroit pas lieu fans cela.

Ce fut alors qu’on me parla de l’hémorragie, dont la crainte avoit été expofée ; je répondis que je ne

la craignois pas, que quand même
elle auroit lieu, il faudroit regarder ce petit accident comme s'il
fuyoit quelque liqueur par le trou
d'une futaille, qu'on arrête par la
broche ou le faucet. M. Faget fut
de mon fentiment, & nous n'eûmes
aucunes peines à raffurer fur les
craintes infpirées affez mal à propos.

J'examinai enfuite le tout, tant
en dedans la bouche qu'à l'extérieur, après quoi je répetai qu'il
falloit indifpenfablement ôter la
Dent en queftion, enfuite quelques
autres de lait & autres, lefquelles je
trouvai nuifibles à la guérifon, par
leur état; mais je remis cette
feconde opération à une autre
féance.

Ne voulant point trop prendre fur moi, afin qu'on ne m'in-
putât rien, avant d'opérer, je
fis remarquer qu'en excitant quelques mouvemens, même en touchant fimplement la Dent fortant
en dehors, je faifois confidérable-

ment remuer, suivant l'inclination des mouvemens excités, des
portions offeufes de divers forces,
par l'irrégularité de leur folidité,
depuis la Simphife jufqu'à l'Apophife Coronoïde & au Condille,
cette mobilité n'ayant pas lieu
dans l'état fain & naturel de ces
parties ; que par conféquent il y
avoit à craindre, même à prévoir
que l'extraction de la Dent feroit
fuivie de quelque portion, foit de
l'alveole ou de la machoire ; que
comme la carie & le délabrement
que ces parties avoient foufferts
antérieurement, avoient dérangé
le germe de cette Dent de fa fituation naturelle, & l'avoient portée
à croître dans un fens contraire &
fingulier, que ce renverfement de
haut en bas de la couronne pouvoit avoir occafionné une conformation difforme & crochuë à la
racine, laquelle fe trouveroit, par
ce renverfement, fituée de bas en

haut; que si ce crochet ou quelques autres irrégularités, se trouvoient avoir lieu, & propres à embarrasser ou retenir intimement quelques portions osseuses, elles seroient obligées de suivre l'extraction de la Dent.

Mais que cette extraction étant absolument nécessaire, il ne falloit pas que ces circonstances éloignassent d'y consentir, puisque quand il surviendroit effectivement quelque délabrement, il ne feroit pas obstacle à l'avantage auquel on devoit incliner; que d'ailleurs quand on auroit ordonné que j'opérasse, je conduirois cette délicate opération de façon à éviter tous fâcheux accidens.

M. Faget qui reconnoissoit la justesse de mes conséquences, fit désirer cette extraction, malgré l'effet depuis si long-tems subsistant, des fausses terreurs qui avoient été inspirées ; ensuite je mis en usage

les raiſons les plus propres à tran-
quilliſer la Malade, à quoi je réüſſis,
& je fis cette extirpation avec tout
le ſuccès qu'il étoit poſſible de déſirer

Pour faire réſiſtance au mouvement d'attraction lors de l'opération, ayant aſſujetti la tête, je con-
tins enſuite les parties mobiles avec
les doigts de la main gauche, poſés
de façon à contenir le tout ; ſçavoir les doigts indicateur & médi-
cal ſur l'angle du menton & la ſim-
phiſe ; l'anullaire & l'auriculaire
furent ſitués ſous le menton & y
formoient, conjointement avec
les premiers, un point de conten-
ſion ſtable en cet endroit ; de plus
le pouce étoit poſé ſur la partie de
la machoire voiſine de l'apophiſe
coronoïde & du condille, de ſorte
que le tout étant contenu ſolide-
ment, la Dent entre ce dernier
doigt & l'indicateur, fut ôtée ſans
peine ni difficulté, & ſans aucun

déplacement des parties, dont l'état menaçoit de quelque délabrement, la racine s'eſt trouvée droite comme ſi elle fût cruë dans ſa ſituation naturelle.

Cette Dent eſt la canine de ce côté; or comme le renverſement qui l'a obligé de percer avec l'extrémité de ſa couronne, le fond de l'alveole obliquement à la baze de ſon parois externe près de la crête de la machoire, ainſi que les parties charnuës & la peau extérieure près de l'œſophage, la Dent de lait de cette claſſe, de laquelle celle-ci auroit dû prendre la place, eſt reſtée dans la ſienne, marquée de points d'Eroſions. J'ai auſſi ôté depuis à cette Demoiſelle, entre autres Dents, deux molaires de lait ſupérieures, imprimées d'éroſion de même, ce qui m'a fait juger que la principale cauſe du mal qui lui eſt arrivé eſt l'éroſion dont ces Dents de lait ont été atteintes à la suite de la petite vérole, & la carie qui s'en est suivi, dont on n'a pas reconnu l'état, ni prévu les suites.

Ce qui me le prouve, est que huit jours après la premiere opération, ayant été mandé pour extraire les autres Dents nuisibles; on me parla d'un corps solide qu'on sentoit dans l'autre sinus voisin extérieur de l'apophise coronoïde; je touchai ce corps avec l'extrémité d'une sonde, je le trouvai peu engagé & si facile à extraire, que tout de suite je l'emportai avec cette sonde.

Comme je suis dans l'habitude d'examiner avec attention & de fort près les moindres choses qui me passent par les mains en mes Opérations, je trouvai que ce que je venois de tirer, étoit une portion circulaire de la couronne d'une Dent molaire de lait, qui ayant été cariée, ainsi que d'autres, s'étoit détruite par parcelles , dont la plupart avoient été recouvertes & enveloppées de chairs cruës par deſſus, que cette portion avoit ſuivi l'inclination du déſordre & du délabrement qu'il avoit occaſionné.

Ce morceau eſt donc toute la circonférence de la couronne d'une derniere molaire de lait , ayant la forme d'un anneau , large à peu près de deux lignes irréguliere-ment, dont une partie de cette largeur étoit garnie d'émail , le reſte étant ſimplement oſſeux , & le tout me faiſant connoître que c'étoit la partie de la couronne émaillée, la plus voiſine du colet d'une part, & que l'autre étoit le commence-ment du même colet.

Je fis part de ce que je reconnoiſ-ſois en cette piéce à M. de Latou-che, à Madame, à Mademoiſelle leur fille & à la Gouvernante; la-quelle étoit préſente ; ils avoient crû que cette piéce qu'ils avoient

apperçuë & touchée, étoit quelque portion osseuse, semblable à
nombre d'autres qui s'étoient ex-
foliés pendant le cours de la maladie ; ils furent bien surpris de reconnoître ce que je viens de décrire ; ce qui les assura que la plupart des morceaux qui avoient été
tirés par les playes qui avoient long-
tems existé, étoient des portions
de couronnes de Dents cariées, ou
les racines de ces mêmes Dents,
lesquelles se dégagoient en suivant
la supuration ou l'exfoliation de
quelques pieces osseuses , dont,
faute d'examen, on n'avoit pas reconnu distinctement ce que c'é-
toit exactement & leur différence
entre elles.

On voit tous les jours des maladies graves , occasionnées par
l'état des Dents cariées & négli-
gées, que l'on prend & traite pour
maladies provenantes de vice scro-
fuleux, ou pour quelques restes
de

de petite verole , &c. lesquelles seroient guéries plus promptement & heureusement , si on avoit l'attention de reconnoître si les Dents n'y ont pas la plus grande part.

AUTRE EXEMPLE.

M. Gervais , Chirurgien Accoucheur , l'un de mes Commissaires, conseilla au mois de Juillet 1745 , à un Chirurgien de ses amis, (à qui une jeune Demoiselle venoit de s'adresser pour être traitée d'une maladie qu'un autre Chirurgien qui l'avoit euë entre ses mains pendant l'espace de treize mois , sans succès , prenoit pour des Ecroüelles ,) de me faire examiner la bouche de cette Malade , même de commencer par faire ôter la premiere grosse molaire inférieure du côté droit , qui étoit cariée , & sous les racines de laquelle répondoit un sinus, perçant à l'extérieur sous la crête de la machoire.

Q

Ce Chirurgien me l'ayant en-voyée, j'examinai ce qui eſt de ma compétence, enſuite j'aſſurai qu'il n'y avoit point d'autre vice que celui qu'entretenoit la Dent en queſtion, & qu'après ſon ex-traction la Malade guériroit in-failliblement. On conſentit a laiſ-ſer ôter cette Dent, quoiqu'elle ne cauſât point ce qu'on appelle mal de Dents, ce qui fut fait ſur le champ.

Elle entretenoit un abcès ſous ſes racines, leſquelles étoient en-veloppées d'un ſac ou Kiſte con-ſidérable ; ce que voyant, je pro-mis de nouveau une guériſon aſ-ſurée, laquelle effectivement fut radicale en moins de deux mois, & même la playe extérieure fut parfaitement bien cicatriſée au bout de ce tems.

TROISIEME DEGRE'.

Cinq ſujets ayant les molaires

de lait cariées, & qui carient leurs voisines par la communication de la carie de leurs parties latérales, occasionnée principalement par l'*érosion* de leur substance émaillée.

SÇAVOIR,

Elise Loüel, 9 ans. Salle de Sainte Catherine.	Molaires de lait, cariées & cariant les premieres grosses molaires.
Gotton Denisard, 7 ans. Salle de S. Augustin.	Molaires de lait, cariées, cariant les premieres grosses molaires, & deux petites molaires nouvelles.
N. Bultotier, 10 ans. Salle de sainte Geneviéve.	Dents de lait, cariées dans leurs parties latérales, & cariant les Dents voisines.
Geneviéve Maintru, 10 ans. *ibid.*	Molaires de lait, cariées, cariant les premieres grosses molaires, & deux petites molaires nouvelles.

Q ij

N. Montpatour, 9 ans. Salle de Je-fus.	Molaires de lait, cariées, cariant les premieres groffes molaires.

QUATRIEME DEGRE'.

Six fujets ayant des Dents de lait, reftées & non renouvellées dans le tems de leur chute ; ce qui eft d'ordinaire l'effet d'une forte *Erofion*, caufé par le volume con-fidérable des tubercules de la mem-brane par leur force, l'état des fluides & le peu de confiftence de la matiere de la Dent, peu folide alors & peu formée. Effay, p. 58.

SÇAVOIR,

Claude Donet, 15 ans. Salle de Jefus.	Deux Dents de lait reftées, le ger-me des fecondes n'ayant pas pris d'accroiffement.
N. Caumont, 14 ans. Salle de fainte Geneviéve.	Dents de lait ref-tées, comme ci-deffus.

Jeanne Duclos, 23 ans. *ibid.*	Canines & molaires de lait, non renouvellées.
Marie Chenu, 22 ans. Salle de sainte Elisabeth.	Molaires de lait, restées.
Françoise Desrosiers, 29 ans *ibid.*	Canines de lait, non renouvellées.
Michel Menage, 30 ans. Salle de la Visitation.	Molaires de lait, non renouvellées.

§. II.

EROSION des secondes Dents & grosses molaires.

SUjets depuis six ans jusqu'à vingt & plus, ayant été atteints de Rachitis, Rougeole, petite vérole, scorbut, &c. dans l'intervalle de la quatriéme jusqu'à la 8, 9 ou 10e année de leur âge. Essay, p. 58.-61.

Premier Degre'.

Conposé de deux classes.

1°. Quatre sujets dont les incisives des secondes Dents, & les premieres grosses molaires font *érosees* dans leur substance émaillée.

Sçavoir,

Marie Vatat, 10 ans. Salle de Saint Augustin.	Dents incisives nouvelles, & premieres grosses molaires, érosées.
Catherine Belfort, 10 ans. *ibid.*	Incisives nouvelles & premieres grosses molaires, érosées.
Marie - Anne Tabernacle, 8 ans. *ibid.*	Incisives nouvelles & premieres grosses molaires, fort érosées.
Félicité Leandre, 8. ans. Crêche, premiere Salle.	Incisives & premieres grosses molaires, érosées.

2.°. Cinq sujets plus âgés, dont

les incifives & les canines nouvelles, ainfi que les premieres groffes
molaires, font rayées & toutes
marquées d'*Erofion*.

SÇAVOIR,

Magdelaine Mar-fan, 19 ans. Salle de fainte Cathe-rine.	Dents incifives, canines, & pre-mieres groffes mo-laires, fort érofées.
Marie Luffé, 14 ans *ibid.*	Incifives, canines, & premieres grof-fes molaires, cri-blées de marques d'érofion, larges & profondes.
Louife Fillon, 16 ans. *ibid.*	Incifives, canines & premieres grof-fes molaires, pi-quées de petites marques d'*érofion*, peu larges, mais la plupart profondes.
Rofe Savard, 15 ans. *ibid.*	Dents incifives, canines, & premie-mieres groffes mo-laires, rayées & marquées d'éro-fion.

Abigaïl N... 17 ans. *ibid.*	Incisives, canines, & premieres grosses molaires, ayant des marques d'érosion, larges & peu profondes.

DEUXIEME DEGRE'.

Sujets noüés ou Riquais.

Cinq sujets.

SÇAVOIR,

Jeanne du Vayes, 17 ans. Salle de sainte Catherine.	Dents incisives, canines & grosses molaires, pleines de tubérosités & de marques d'érosion.
Marie-Claude Ticque, 15 ans. Salle de S. Augustin.	Incisives, canines & premieres grosses molaires, fort érosées.
Jeanne de Laitre, 16 ans. *ibid.*	Incisives, canines, & premieres grosses molaires, criblées de marques profondes d'érosion,

| Jeanne de Brois, 22 ans. Salle de S. Augustin. | sion, avec défaut de quelques Dents par la destruction de leurs germes. Toutes les Dents érosées fort profondément & quatre Dents qui manquent, par la destruction de leurs germes. |
| Magdelaine de la Roquate, 25 ans. Salle de Ste. Marthe. | Incisives, canines & premieres grosses molaires, criblées & rayées de profondes marques d'érosion. |

TROISIEME DEGRE'.

Premiere Classe de jeunes sujets.

Trois sujets dont les incisives supérieures & les quatre premieres grosses molaires, sont fort érosées & cariées par une suite de l'*Erosion.*

R

Sçavoir,

Barbe-Dominique la Croix , 7 ans. Salle de Jesus.	Dents incisives supérieures , & premieres grosses molaires érosées & cariées.
Jeanne Guillard, 9 ans. *Ibid.*	Incisives supérieures fort érosées & cariées latéralement ; premieres grosses molaires , aussi érosées & cariées.
Charlotte Charle , 8 ans. Salle de Ste. Geneviéve.	Premieres grosses molaires, érosées & cariées à l'extrêmité de la face latérale.

Seconde Classe de sujets plus âgés.

Quatre sujets dont les incisives, les canines , & les premieres grosses molaires sont érosées & cariées par l'*Erosion*.

Sçavoir,

Magdelaine Potit,	Incisives , canines

16 ans. Salle de Sainte Marthe.	supérieures, & premieres grosses molaires érosées & cariées.
Marie Habert, 23 ans. *Ibid.*	Incisives & canines supérieures & inférieures, érosées & cariées par leurs parties latérales.
N. Michelon, 25 ans. *Ibid.*	Incisives & canines supérieures, premieres grosses molaires & canines inférieures, érosées & cariées.
Marie-Anne Galet, 18 ans. Salle de Sainte Catherine.	Incisives & premieres grosses molaires, toutes érosées & cariées.

Lorsque les enfans ont eu quelqu'une des maladies qui produisent l'*Erosion*, il est important de faire examiner leurs Dents le plûtôt qu'il est possible, pour en reconnoître l'état, & prévenir ou arrêter la carie : à quoi l'on parvient par le moyen du plomb & par l'opéra-

-tion de la lime, suivant les circonſtances. Il faut pour cet effet
obſerver, que les diſpoſitions dont
on vient de voir les preuves ont
lieu, dès que les Dents commen-
cent à ſe renouveller dans un
grand nombre de ſujets, & que les
ſuites en faiſant périr les Dents,
cauſent ſouvent encore d'autres
accidens.

QUATRIEME DEGRE'.

Compoſé de deux Claſſes.

1°. Sujets en qui l'éroſion eſt
double, ayant eu quelques-unes
des maladies qui la cauſent, vers
l'âge de deux ans, & entre quatre
& huit ans.

2°. Autres ſujets, n'ayant eſ-
ſuyé leſdites maladies que depuis
la 9e. ou 10e. année de leur âge.
Eſſay, p. 59-60.

Six ſujets, dont les Dents de
lait & les ſecondes Dents ſont

érosées ; quelques - uns néanmoins ayant, dans cet état, les premieres & les secondes grosses molaires seulement.

SÇAVOIR,

Marie-Louise N.... 9 ans. Salle des gâtés.	Dents de lait, non encore renouvellées, érosées, incisives & canines nouvelles, aussi érosées, ainsi que les premieres grosses molaires.
Christine Capitaine, 8 ans. Salle de Jesus.	*Idem.*
Marie - Denise Furu, 8 ans. Crêche premiere.	Molaires de lait, non renouvellées, incisives & premieres grosses molaires érosées.
Marguerite Fouquet, 9 ans. Crêche quatrieme.	*Idem.*
Geneviéve Charpentier , 16 ans. Salle de Sainte Lu-	Premieres & secondes grosses molaires légérement

divine.
Catherine Belfort, 12 ans. Salle de S. Auguſtin.

éroſées.
Premieres groſſes molaires, légére-ment éroſées, les ſecondes l'étant beaucoup ; mais d'une *Eroſion* large & peu profonde.

CHAPITRE SECOND.

Taches de carie & carie formée.

§. I.

IL n'eſt pas poſſible d'empêcher que les taches qui précédent la carie, & dont elle ſe forme, ayent lieu ; mais on peut en arrêter les progrès & conſerver les Dents, où ces taches ſont commencées ou même formées. C'eſt à la négli-gence & à ſes ſuites qu'il faut s'en prendre, lorſque la carie a détruit les Dents, & qu'elle cauſe ces dou-leurs aigues dont les exemples ſont ſi fréquens ; puiſqu'on peut, comme je l'ai dit, découvrir preſque toutes les taches qui menent les Dents à la carie, & connoître même certainement, la qualité & les diſpoſitions des Dents où elles peuvent ſe former, le tout par l'examen de la bouche, & en s'aſſurant de l'état des Dents dès les premieres années : avec cette attention, on aura toujours un pronoſtic ſûr de ce qui peut ou ne peut pas arriver aux Dents, ſuivant leurs diſpoſitions ; & l'on pourra par conſéquent être fort tranquille ou ſe précautionner au beſoin contre ces accidens qu'il ſera facile de détourner, ſoit avec le plomb, ſoit avec la lime, pourvu qu'on les employe à propos & dans le tems convénable.

Il faut donc poſer pour principe, que les Dents tachées de carie, étant limées ou plombées à propos, ſont préſervées de ſes progrès &

R iiij

sauvées : de même que des Dents plombées ou limées trop tard, la carie ayant fait de trop grands progrès & s'approchant trop de la cavité, ou l'ayant même déja atteinte, font toujours en danger de périr & de causer bien des maux. Car il n'en faut pas croire certains Dentistes, qui, pour faire, à ce qu'ils disent, *mourir le nerf*, au lieu d'aller à la source du mal, amusent inutilement leurs malades par un long traitement qui ne sert qu'à le prolonger. En effet, quand le nerf de la Dent, où chacun de ces filets qui passent dans les petits canaux des racines, ou qui forment ensemble une petite masse ou une sorte de corps nerveux, dans la grande cavité qui est contenuë dans la capacité de la couronne, seroit mort, desseché, pourri, ainsi que les autres vaisseaux dentaires, & même la membrane qui tapisse l'intérieur de ces petits canaux, les Dents n'étant plus fufceptibles alors d'aucune fenfibilité, ni d'aucune douleur, ne laifferoient pas de caufer des obftructions, des inflammations, des fluxions, des abcès, la carie des alvéoles, &c. & des douleurs vives aux parties qui en font les plus voifines & aux plus éloignées, comme font les anciens chicots & les racines qui font reftés, fans prendre de nourriture, fouvent depuis nombre d'années, & qui néanmoins comme corps étrangers, contenus alors dans la partie faine, caufent l'effet dont je viens de parler, fuivant les difpofitions qui s'y trouvent à obftruer les parties voifines.

On peut fe fervir auffi des effences avec fuccès, lorfque la carie eft fi profonde, & approche tellement de la cavité de la Dent, qu'elle n'en eft plus féparée que par une lame offeufe, mince & fléxi-

ble ; en forte qu’on ne peut toucher cette lame ou le fond de la
carie, fans quelque fenfibilité. Or
dans ce cas, le poids du plomb &
la preffion qu’on eft obligé de faire
pour l’ajufter, comprimant cette
lame délicate, l’obligeroit de com-
primer auffi les parties contenuës
dans la capacité de la Dent, ce qui
feroit fort douloureux & capable
de caufer des fuites fâcheufes.
Voici donc ce qu’il faut faire dans
ces circonftances, pour difpofer le
fond de la carie, & la lame en
queftion à fouffrir le plomb, furtout lorfqu’on s’eft affuré que la
carie n’eft pas profonde & ne pé-
nétre pas. On fe fert d’effence de
canelle, ou de gerofle, pour morti-
fier ces parties, en diffiper la fenfibilité, & pour les durcir de maniere qu’elles puiffent fupporter le
plomb, & les preffions qu’on eft
obligé de faire pour l’engager folidement, fans que la lame où il

poſe au fond de la carie fléchiſſe.

Ce traitement doit ordinairement réuſſir dans l'eſpace de quinze jours ou trois ſemaines, pourvu qu'il ſoit exactement ſuivi tous les jours & pratiqué convenablement, ſans quoi une interruption trop longue ou trop fréquente le rend inutile, fût-il continué des années entieres. Mais ſi après l'avoir ſuivi avec toute l'exactitude requiſe, la cavité reſte également douloureuſe, il faut penſer à ſe détacher de la Dent malade. Je ne m'arrête point aux exemples qu'on pourroit me citer de pluſieurs perſonnes à qui l'on a fait, à ce qu'on prétend, mourir ainſi le nerf des Dents qui leur cauſoient de violentes douleurs, & qui ayant enſuite été plombées, ſe ſont conſervées nombre d'années ſans leur faire de mal, ſi ce n'eſt tout au plus quelques légeres fluxions, ſurvenuës même dans des intervales éloignés. A cela je

répond, que les Dents, les racines
& les chicots dont je viens de parler, peuvent rester dans leur état
sans qu'on souffre de douleur, d'obstruction, d'inflammation, ni de
fluxion, lorsqu'il n'y a aucune disposition à ces accidens, soit du côté
des vicissitudes de l'air, tantôt
froid & tantôt chaud, soit de la
part du tempéramment, dont les
variations produisent différens effets. Mais il est toujours plus sûr
d'aller au reméde, & le traitement
dont je parle, où l'usage du plomb,
de la lime, des essences & même
du cautere actuel appliqué bien à
propos, est d'un succès infaillible ;
tandis qu'on voit une infinité de
personnes qui après avoir usé d'essence pendant des années entieres,
& fait réitérer plusieurs fois les mêmes traitemens, sentent réveiller
tous les jours des maux qui ne finissent que par l'extraction des Dents
où elles sont obligées d'en venir.

Exemple.

Monſieur Faget l'aîné, Maître en Chirurgie, a accompagné chez moi, il y a environ dix-huit mois, un malade, à qui il eſt ſurvenu un abcès à la face extérieure de la gencive, lequel a carié le parois externe de l'alvéole, à ſa baze ; ce qui forme un eſpéce d'ulcere ſi profond & ſi cave , que les racines des deux petites molaires inférieures du côté droit ſont à découvert, & que j'ai introduit un ſtilet dans toute l'étenduë & au fond de l'alvéole, dont la partie , ainſi que celle de la gencive, qui doit être adhérente au collet des Dents, tient intimément à celui de celleci , & ce n'eſt que plus bas que commence un trou étendu orizontalement , d'environ ſix à ſept lignes, & de trois à quatre perpendiculairement à l'extérieure , ayant plus de profondeur dans le centre de l'alvéole.

Ces deux Dents font cariées „ elles ont été long-tems traitées par l'ufage de l'effence de canelle , & enfuite plombées par un Dentifte réputé pour très - célébre , elle ne caufent point de douleurs deDents proprement dites ; divers traitemens , ainfi que les baumes du Commandeur & de Fioraventi , &c. qui ont été employés, n'ont pû empêcher ce défordre , ni guérir ce malade de cette maladie ; je convient que les foins & les médicamens propres & convénablement employés , peuvent ralentir les progrès de la carie, aux alvéoles & à la machoire ; mais j'ai affuré , ainfi que je fais ici, que femblables maladies ne peuvent guérir radicalement , fans extirper les Dents ou les racines & chicots, qui les ont caufées & qui les entretiennent ; qu'en ufer autrement,eft foutenir le foible du malade, laiffer fubfifter la maladie, fes dangers

& désagrémens; celui dont je fais
ici mention, a de la peine à laisser
ôter celles-ci, qu'il dit ne lui point
faire de douleurs; de cette sorte,
il gardera aussi son ulcere caver-
neux.

Autre Exemple.

M. Menjon, Maître en Chirurgie, à Paris, a été dans un cas à
bien peu près semblable au précédent; par les suites de la carie de
la premiere grosse molaire inférieure du côté droit, dont il ne
restoit plus que les deux racines,
encore jointes ensemble par la
voûte, lesquelles ne causoient
point cette douleur, appellée vulgairement mal de Dents; de plus,
elles étoient mortes, & comme
corps nuisible & étranger, engagées
dans les parties contenantes, à
l'extérieure desquelles elles ont oc-
casionné un abcès, dont la durée
& le séjour des matieres qu'il con-

tenoit, a ulceré la gencive & carié l'alvéole, au point que l'étenduë de cette carie formoit un trou
confidérable, pénétrant de toute
fa circonférence jufqu'au fond de
l'alvéole.

J'ai déterminai ce Chirurgien
au mois d'Août 1744, à laiffer ôter
ces deux racines, ce que je fis fur
le champ ; & peu de jours après
leur extraction, l'ulcere fut guéri, les levres des chairs des gencives s'étant rapprochées & reprifes,
ont entiérement rempli toute la
cavité ; à quoi il n'avoit pas été
poffible de parvenir, depuis fort
long-tems que cette maladie fub-
fiftoit.

AUTRE EXEMPLE.

Au mois de Novembre 1744,
j'ai ôté les racines de la deuxié-
me groffe molaire inférieure du
côté droit, à Madame la Préfiden-
te de Paris de la Broffe, lefquelles
lui

lui caufoient depuis long-.tems
une tumeure confidérable à la jouë,
au centre de laquelle il étoit
furvenu par un amas de liqueurs
interceptées, une *fur-tumeur* très-
fougueufe, prête à percer de dedans au dehors. Ayant été mandé
pour avoir mon avis & fçavoir de
moi d'où cela pouvoit provenir,
& ce qu'il y avoit à faire pour
guérir cette maladie & en empêcher le retour & les fuites, je vifitai la bouche, où je trouvai en
parcourant avec une fonde, un
corps folide, fitué entre la premiere & la troifiéme groffe molaire
inférieure du côté que j'ai cité,
enfoncé dans la gencive, de façon
qu'il n'étoit pas poffible de l'appercevoir, mais dont j'étois fûr de
l'exiftence par le moyen du tacte;
j'examinai l'état des parties voifines, rélativement à l'effet que produifoient ces racines reftantes d'u-
ne Dent, dont la couronne & le

colet étoient entiérement détruits par la carie dont elle avoit été atteinte ; je trouvai la furface externe de la gencive tumefiée. En gagnant comme par relation & communication d'un efpéce de cordon fort tendu jufqu'au milieu de la jouë, par l'expérience de nombre de femblables maladies qui m'ont paffé par les mains, j'affurai que les racines que je fentois engagées dans la gencive & l'alvéole caufoient celle-ci, & je dis de plus que telle maladie étant négligée, perçoit ordinairement dans le centre de la fongofité du dedans en dehors, & produifoit des ulceres & des fiftules, fi difficiles à guérir, quand on les laiffoit parvenir à ce point, qu'il y a des perfonnes obligées de porter habituellement un emplâtre appliqué à l'extérieur de la jouë, pour empêcher l'épanchement de la falive du dedans en dehors par cet endroit.

On m'objecta que ces racines ne caufoient point de douleurs de Dents, à quoi je répondis qu'elles ne le pouvoient étant mortes, ainfi que leurs nerfs & autres parties internes, & que ce n'étoit jamais que les Dents, ou les racines dans ce cas qui produifoient femblables accidens, pour les avoir trop long-tems gardées, en croyant qu'il n'y avoit rien à craindre.

Enfin M. le Préfident qui étoit préfent, me demanda, ainfi que Madame fon Epoufe, s'il ne conviendroit pas d'attendre que la tumeure fût diffipée, pour prati-quer l'extraction que j'avois dit être néceffaire; je repliquai, qu'-elle ne fe diffiperoit que par l'abou-tiffement de part en part, de la fon-gofité (dont la maladie n'étoit pas éloignée, attendu l'état actuelle de cette *fur-tumeur*) ou par l'extirpa-tion des racines qui l'avoient cau-fées. Madame de Paris me dit qu'elle avoit voulu les faire ôter dans le tems qu'elles avoient cau-fées des douleurs de Dents; mais que ne pouvant pas les atteindre à caufe de leur pofition & du manque de prife, on avoit propofé d'ôter la premiere groffe molaire voifine de fes racines, pour fe procurer le moyen de les faifir, & que cela l'avoit effrayée au point de n'avoir pûë confentir, ni à l'une, ni à l'autre opération jufqu'à ce moment.

Je promis de les ôter fans mettre en ufage ce double moyen, quoiqu'il ne fût pas poffible de porter, ni affurer l'inftrument que par le tacte, ni de guérir cette Dame fans cette opération; ce qui fit qu'après que j'eus établi la confiance & la tranquillité, elle l'ordonna, & dans l'inftant ces racines tenantes enfembles furent ôtées; elles étoient marquées d'une envelope confidérable, &

avoient à leurs extrêmités deux
petites poches ou petits kistes ;
la maladie après cette extraction se
dissipa entiérement, en gargarisant
& appliquant à l'extérieur les médicamens convenables.

AUTRE EXEMPLE.

Au mois de Janvier 1745, j'ô-
tai les deux racines separées de la
voûte & du colet, de la premiere
grosse molaire inférieure du côté
gauche, à une femme-de-Cham-
bre, âgée de 21 ans, lesquelles lui
causoient une tumeur & une fongosité considérable au centre ; elle
s'étoit adressée à un Chirurgien
qui en avoit voulu faire l'ouverture, & ensuite traiter méthodi-
quement cette maladie; ce qui auroit été fort long, & infructueux
en laissant subsister la cause.

Mais cette fille fut conseillée
de me voir, je la déterminai à laisser ôter ces racines, ce que j'ai fait;

après quoi le tout s'eſt diſſipé inſenſiblement, & la jouë eſt revenuë dans ſon état naturelle ; ce qui a eu lieu après l'extraction, ſous les yeux de M. Soumain, Chirurgien-Accoucheur, à Paris, cette fille étant entrée peu de tems après au ſervice de Mad. ſon Epouſe.

Sujets depuis 7 ans juſqu'à 30 & plus, ayant les Dents nouvelles ſur tout les groſſes molaires marquées de tâches de carie naiſſante, dont les unes ſont au milieu de leurs couronnes, vers ſes enfoncemens à la ſurface extérieure, & à la partie ſupérieure de la couronne touchant les Dents voiſines par les parties latérales ; d'autres ſont occaſionnées par la communication de la carie des molaires de lait & le ſéjour de quelques débris. Eſſay, p. 124-127.

Nom des ſujets leur âge. Salle où ils ſe ſont trouvés.	Etat des Dents de de chaque ſujet.

PREMIER DEGRE'.

Quatre sujets dont les premieres grosses molaires sont marquées de tâches qui précédent la carie.

SÇAVOIR,

Catherine Rousseau, 15 ans. Salle de Ste. Ludivine.	Les quatre premieres grosses molaires tachées.
Maurice N. .... 12 ans. Salle de Sainte Geneviéve.	*Idem.*
Marthe N.. 11 ans. *ibid.*	*Idem.*
Geneviéve Gournai, 8 ans. *ibid.*	*Idem.*

DEUXIEME DEGRE'.

Trois sujets ayant des Dents incisives, ainsi que des premieres & secondes grosses molaires tachées & disposées à la carie.

SÇAVOIR.

Marie Ribodon, 15 ans. Salle de	Grosses molaires & incisives supérieu-

Sainte Luce.	res, diſpoſées à la carie.
Catherine Mathon, 14 ans. Salle de Ste. Thécle.	*Idem.*
Manon Tellier, 18 ans. Salle de Sainte Ludivine.	Les quatre premieres & les quatre ſecondes groſſes molaires diſpoſées à la carie par des taches conſidérables.

TROISIEME DEGRE'.

Quatre ſujets ayant des Dents tachées, & diſpoſées à la carie & même cariées, & cariant les voiſines par la communication de la carie de leurs parties latérales.

SÇAVOIR,

Urſule Deſnoyers, 18 ans. Salle de Sainte Thécle.	Dents molaires tachées, & communiquant aux voiſines par l'endroit où ſont formées ces taches.
N. Duſoly, 15 ans.	Premieres groſſes molaires

Salle de Sainte Luce.	molaires tachées, cariées & communiquant la carie.
Marie - Françoise Vidore , 14 ans. Salle de S. Claude.	*Idem.*
Magdelaine Lyon, 24 ans. Salle de Sainte Luce.	Premieres grosses molaires tachées des deux côtés, lattérales cariées & cariant les voisines.

QUATRIEME DEGRE'.

Deux sujets, dont les premieres grosses molaires sont tachées par la communication de la carie des petites molaires & des molaires de lait, occasionnée par quelques débris, ou par la carie de leur couronne.

SÇAVOIR,

Nicole France, 12 ans. Salle de Sainte Luce.	Les quatre premieres grosses molaires tachées par la carie des molaires de lait.

T

N. Rouffel, 10 ans. Salle de Sainte Ge-neviéve. | Les quatre premie-res groffes molai-res tachées par la carie des petites molaires, à qui les reftes ou débris des molaires de lait ca-riées, ont commu-niqué leur carie ; ce qui prouve la contagion de ce mal fur les Dents mal gouvernées.

Le nombre des fujets en qui il fe trouve des taches ou des difpo-fitions à la carie qu'elles occafion-nent, eft plus grand qu'on ne s'i-magine. Quoique dans mes Dé-monftrations, je me fois borné pour chaque dégré à un petit nom-bre de fujets ; il eft certain qu'il y en a au moins un fixiéme qui en eft atteint, à commencer depuis l'âge de 7 ans.

Il en eft de même de ceux qui ont des taches d'*Erofion.* On fe

figure, à ce qu'il m'a paru, que les
sujets qui ont les Dents érosées,
sont rares à tout âge ; & c'étoit
l'opinion des principaux Membres
de l'Académie Royale de Chirurgie, quand il fut question de faire
la preuve de ce fait, ainsi que de
bien d'autres. Ils furent un peu surpris à la vérité, quand je leur dis
que je patirois pour un sixiéme.
Leur étonnement auroit redoublé,
si je leur avois fait voir que de 100
ou de 120 sujets que je visitois à la
Salpétriere, j'en avois souvent jusqu'à trente, & quelquefois plus, à
inscrire dans le cas en question.

Les taches de carie font toujours
des progrès qui conduisent à cette
maladie, plus sûrement que celles
d'*Erosion* ; & quoique ces différentes dispositions tendent au même
objet, les taches de carie exigent
encore plus d'attention que les autres, pour empêcher le désordre
& les suites fâcheuses dont on va

voir les gradations & les preuves.

---

§. II.

CARIE des Dents, par les progrès successifs des taches de Carie & d'Erosion.

SUjets ayant les Dents cariées & cariant leurs voisines, par la communication de la Carie formée dans leurs parties latérales, & occasionnées par l'Erosion. Essay, p. 120-122.

PREMIER DEGRE'.

Quatre sujets ayant les premieres grosses molaires cariées.

SçAVOIR,

Jeanne Duchêne, 24 ans. Salle de Sainte Marthe.	Les quatre premieres grosses molaires cariées.
Magdelaine Deslandes, 24 ans. *ibid.*	*Idem.*

Louise Lesueur, 25 ans. *ibid*.	*Idem.*
Marie - Antoinette Boulanger, 12 ans. Salle de Ste. Luce.	*Idem.*

DEUXIEME DEGRE'.

Quatre sujets ayant les premieres & secondes molaires cariées, ainsi que les incisives & canines.

SÇAVOIR,

Marie Boulidore, 34 ans. Seconde Salle de la Visitation.	Grosses molaires & incisives supérieures cariées.
Toinette Lepinette, 24 ans. Salle de Ste. Dorothée.	Incisives & canines supérieures cariées, ainsi que les secondes grosses molaires.
Nicole Lepreux, 18 ans. Salle de Sainte Ursule.	Incisives, canines & premieres grosses molaires cariées.
Marie - Claude Martin, 15 ans. Salle de Sainte Luce.	Premieres & secondes grosses molaires & incisives cariées.

T iij

TROISIEME DEGRE'.

Trois sujets ayant les premieres grosses molaires cariées & cariant les voisines.

SÇAVOIR,

Marie Vieillot, 15 ans. Salle de Sainte Thécle.	Les quatre premieres grosses molaires cariées & cariant les voisines.
Marie Giroux, 14 ans. *ibid.*	*Idem.*
Marie Débats, 15 ans. *ibid.*	*Idem.*

QUATRIEME DEGRE'.

Trois sujets dont les premieres grosses molaires sont cariées dans les deux parties latérales & carient les voisines, & dont quelques petites molaires cariées, carient aussi leurs voisines de la même classe, & les canines qui leur sont pareillement contiguës.

SÇAVOIR,

Thérese Bellard, 14 ans. Salle de Sainte Marthe.	Les quatre premieres grosses molaires cariées dans leurs parties latérales, & cariant par communication leurs voisines.
Jeanne Dongane, 23 ans. *ibid.*	*Idem.*
Manon Masson, 18 ans. Salle de Sainte Dorothée.	Les quatre premieres grosses molaires cariées dans les deux parties latérales, & petites molaires aussi cariées de la même façon, & cariant, sçavoir ces petites molaires, les canines, & les autres les secondes grosses molaires.

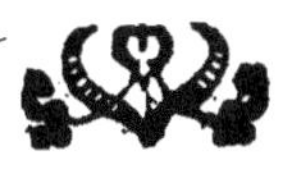

CHAPITRE TROISIEME.

Du Tartre.

*Progreſſion du Tartre & ſes diffé-
rens effets.*

SUjets au-deſſous & au-deſſus
de 15 ans, juſqu'à 50 & plus,
ayant les Dents & ſurtout les bords
des gencives chargés de tartre,
dont le ſéjour les fait périr, quoique ces Dents paroiſſent bonnes
& ſaines par la couronne ou l'extrêmité, & qu'en la plûpart elles
le ſoyent effectivement. Eſſay, p.
156-159 & 209-210.

Noms des ſujets, leur âge. Les Salles où ils ſe ſont trouvés.	Etat des Dents de chaque ſujet.

PREMIER DEGRE'.

Trois ſujets ayant les Dents char-
gées de tartre.

SÇAVOIR,

Marie Brochet, 11 ans. Salle de Sainte Catherine.	Dents confidérablement chargées de tartre.
Sufanne Pochon, 12 ans. *ibid.*	Dents chargées de tartre, & gencives malades en conféquence.
Aimée Loffon, 8 ans. *ibid.*	*Idem.*

DEUXIEME DEGRÉ.

Cinq fujets dont les gencives font offenfées par l'accumulation du tartre, les Dents au coup d'œil paroiffant belles & faines.

SÇAVOIR,

Louife Tandie, 10 ans. Salle de Sainte Geneviéve.	Gencives offenfées par le tartre.
N. Bultotier, 9 ans. *ibid.*	*Idem.*
Marie - Françoife Briole, 10 ans. Salle de Ste. Luce.	*Idem.*

Cécile Julie , 12 ans. Salle de Sainte Thécle.	Gencives offensées par le tartre amassé & engagé sous leurs bords , les Dents étant bonnes , & paroissant belles & nettes par l'extrêmité.
Cécile de Votinelle , 14 ans. *ibid.*	*Idem.*

TROISIEME DEGRE'.

Six sujets ayant les gencices rongées & les Dents ébranlées par le tartre , & l'un desquels en a un volume énorme accumulé dans la bouche.

SÇAVOIR.

Marie Harlot , 34 ans. Salle de Sainte Marthe.	Gencives rongées par le tartre & les Dents ébranlées en conséquence.
Marie-Anne Doré, 53 ans. *ibid.*	Gencives fort rongées par le tartre , & Dents fort ébranlées en conséquence.

Marie Morlain, 33 ans. Salle de Sainte Elizabeth.	Gencives confumées par le tartre, & Dents ébranlées en conféquence, quoique de bonne qualité.
Elizabeth Malherbe, 58 ans. *ibid.*	Maffe énorme de tartre, occupant toute l'étenduë des gencives fupérieures du côté droit, & caufant une groffeur difforme, & très-incommode à la jouë.
Nicole Georget, 20 ans. *ibid.*	Gencives rongées par le tartre, les Dents étant d'ailleurs belles & faines, mais ébranlées & prêtes de périr.
Françoife Jolibois, 27 ans. *ibid.*	*Idem.*

Le nombre des fujets dans qui fe trouvent ces mêmes effets du tartre, eft immenfe, & l'on a toujours lieu de craindre de perdre fes Dents, &c. de quelque bonne

qualité qu'elles foient, fi l'on néglige de veiller foi-même ou de faire
veiller à ce qui fe paffe dans fa
bouche dès fa jeuneffe, afin de reconnoître s'il y a des difpofitions à
ces mauvais effets du tartre, & fe
conduire fuivant les circonftances.

EXEMPLES.

Au mois de Septembre 1744,
il vint chez moi une Dame, âgée
d'environ 35 ans, avec fon fils,
auquel il s'agiffoit de faire quelque
opération dont fa bouche avoit
befoin. Quand j'eus fini avec le
jeune homme, elle me parla d'elle-
même, & me dit : Qu'elle avoit
depuis long-tems une fluxion qui
lui faifoit enfler les gencives en-de-
dans & en dehors, de même que la
jouë en l'état que je la voyois, fans
qu'elle en fouffrit néanmoins d'autre incommodité, que la gêne que
cela lui caufoit à la langue & la
difformité de la jouë. J'eus beau-

coup de peine à gagner fur elle de me laiffer examiner l'état de fa bouche, pour trouver la caufe de ce défordre. Elle fe rendit enfin à mes raifons, & je vifitai fa fluxion. Mais quel fut mon étonnement, quand je vis que cette prétenduë fluxion n'étoit qu'un amas de tartre d'un volume énorme, appliqué fur la furface des gencives à la machoire fupérieure du côté gauche, & qui rempliffant tout cet efpace pouffoit extraordinairement la jouë, & formoit une tumeur incommode de la groffeur d'une moitié de pomme de moyen calibre, tant en dedans qu'en dehors : tellement que la jouë étoit pouffée d'une part & la langue gênée de l'autre, au point d'altérer la prononciation & de rendre la maftication difficile. Je rendis à la Dame en queftion un compte exact de ce que j'avois obfervé, & je lui promis de faire difparoître fur le

champ son imaginaire fluxion, si
elle vouloit y consentir. Elle eut
beaucoup de peine à s'y résoudre,
& me laissa faire après bien des
façons. J'enlevai tout ce tartre par
piéces. J'extirpai en chemin faisant quelques gros chicots, au tour
desquels les premieres couches s'é-
toient formées ; & la fluxion fut à
l'instant dissipée : la jouë revint
dans son état naturel ; enfin l'articulation, la prononciation, la langue & la mastication devinrent
libres, au grand contentement de
la Dame.

AUTRE EXEMPLE.

Une Dame vint chez moi le
troisiéme Décembre 1745 , à qui
M. Pousse pere, célébre Médecin,
avoit conseillé de me consulter sur
l'état de ses gencives & de ses
Dents, qui étoit très-triste ; ces
dernieres étoient devenuës si mo-
billes & branlantes, que quelques-

unes étoient dégagées de leurs alvéoles, des gencives, & en partie
luxées, & celles-là si livides & ex-
croissantes, avec des fongosités si
considérables, que le tartre en gros
volume extrêmement dur, noir,
fort invéteré, & accumulé couches sur couches, en étoit entiérement couvert & caché.

L'irritation & l'inflamation cau-
sées par l'ébranlement & le refoullement des Dents, occasionnant
l'épanchement d'une matiere blan-
che & en quelque forte purulen-
te, avoient mis plusieurs de ceux
qu'on avoit consultés, dans le cas
d'attribuer à l'effet du scorbut l'é-
tat dans lequel cette Dame avoit
la bouche, & de lui administrer
sans succès les remédes internes &
les gargarismes convenables à cette maladie; même l'un des posses-
seurs du secret pour la guérison du
scorbut, comptant trop sur son
reméde & sur ses connoissances,

avoit défendu, en quelque sorte, de faire ôter le tartre, de dégorger, scarifier & ébarber les excroissances des gencives.

Mais la malade fut obligée de recourir à M. Pousse, lequel me l'adressa ; j'examinai, après quoi j'assurai qu'il n'y avoit point de scorbut, & que ce triste état venoit de l'ancienne & continuée négligence, & des dispositions au limon abondant, dont s'étoit formé le tartre qu'on avoit laissé durcir & accumuler, d'où s'étoit ensuivi tout ce qui étoit arrivé aux Dents & aux gencives.

Pour le prouver, je promis un grand changement sur ces parties, si on vouloit céder à la nécessité d'emporter exactement tout le tartre ; c'est ce qui fut confirmé par l'expérience, à mesure que j'extirpois les portions de tartre les plus voisines du bord des gencices, qui étoient très-dures & grosses ; en-

suite

suite celles qui étoient sous celles-
là comme couches particulieres &
plus anciennes, même plus dures &
noires comme du charbon, glissées
le long du colet & des racines des
Dents; on voyoit que les gencives
se révivifioient , elles devinrent
plus fermes & saines , au point
qu'au bout de très-peu de jours,
on y reconnut un changement si
favorable & si complet, qu'il ne
resta plus à la malade aucune crainte de scorbut, ni de ses affections,
sa bouche étant devenuë saine &
très-fraiche.

J'ai revû cette Dame le 11 Février 1746, les progrès heureux
de ses gencives & du rafermisse-
ment des Dents branlantes , sont
surprenans ; après les avoir vûës
dans l'état où elles étoient lorsque
M. Pousse me fit l'honneur de me
l'adresser , je lui limai plusieurs
Dents, lors de la seconde séance
en laquelle j'operai à cette bou-

V

che, lefquelles étoient fort inégales & branlantes, à deffein de détourner les douleurs que les mouvemens de la machoire lui caufoient, par la rencontre des Dents
les unes contre les autres, attendu
l'inégalité exceffive de plufieurs,
opération qu'elle ne pouvoit croire praticable, à caufe du dégré
d'ébranlement de fes Dents; mais
lui ayant promis de limer fans
augmenter la mobilité, & qu'au
contraire elle feroit moindre, puif-
que ces Dents par ce moyen fe
raffermiroient au moins en partie;
la malade y ayant confenti, j'affurai fes Dents au moyen de l'application d'un fil ciré, & je limai fa-
cilement toutes les Dents excé-
dantes & nuifibles par leurs lon-
gueurs; elles fe font fi parfaitement
rafermies, qu'on auroit peine à
croire qu'elles ayent jamais bran-
lées.

REFLEXION IMPORTANTE.

Il est toujours très - essentiel dans le traitement du scorbut ou de ses affections, d'ôter le tartre avant de mettre en usage les médicamens qu'on employe à ce sujet ; par cette sage précaution le succès en est toujours plus favorable ; il en est de même de ceux qui ont à passer par les grands remédes ; car lorsque les gencives & les Dents sont affectées de tartre, ils souffrent beaucoup plus de douleurs, d'ébranlement & de gonflement en ces parties, que quand il n'y en a point, ou qu'on a eu l'attention de le faire ôter avant le traitement ; il y a aussi moins de danger pour les Dents, & dans ce cas leur égalité évite autant de douleurs, que l'inégalité en occasionne, lors du flux de bouche qui est indispensable en ces circonstances.

V ij

AUTRE EXEMPLE.

Madame la Princeſſe d'Arma-
gnac, envoya chez moi le 30 Décembre 1745, un jeune Officier
du Régiment de la Marc, qu'elle
avoit d'abord adreſſé à M. Faget
l'aîné, à l'occaſion d'une excroiſ-
ſance conſidérable, tenante de nature skirrheuſe, en la machoire
inférieure, longue d'environ huit
à neuf lignes & large de ſix à huit,
& quelques petites parties prolon-
gées & détachées de ce corps par
leurs extrêmités ; ſon attache ou
racine étoit de toute l'étenduë, le
tout excédant le niveau des Dents,
ſoit de leurs extrêmités ou de leurs
ſurfaces, au point que le mouvement de la machoire produiſoit
de la gêne & de la douleur, par la
rencontre des Dents oppoſées, &
que la langue, ainſi que la lévre &
la prononciation, ſouffroient de
cette gêne.

Ce Chirurgien en conseillant de me voir, assura qu'on pouvoit en sûreté se confier en moi.

Je fis à ce jeune homme divers questions, dans l'intention d'avoir quelques éclaircissemens anté-rieurs sur cette maladie, il me dit qu'on lui avoit déja coupé trois fois cette excroissance, qui s'étoit tou-jours réformée de nouveau ; mais qu'elle étoit actuellement plus im-portune & plus grosse que par le passé

Après l'avoir examiné de près, & ce qui étoit voisin, je trouvai du tartre noir & invéteré, sous les gencives & à l'entour des Dents, entre lesquelles ce corps s'étoit for-mé : je demandai au malade si on avoit eu la précaution d'ôter le tar-tre lors des extirpations précéden-tes, & s'il y en avoit alors ; il me dit que l'on n'avoit fait que cou-per l'excroissance, & rien de plus ; ce qui me fit reconnoître la cause de ce retour répeté, même de la

premiere formation, en un amas
de tartre engagé entre les deux incisives inférieures, situées l'une &
l'autre des deux côtés de la simphise du menton, lequel tartre par
sa compression en cet endroit,
joint à l'engorgement des gencives, avoit fait prolonger ces parties
charnuës au point de produire, &
reproduire ces excroissances par
autant de répetitions.

Or, comme l'expérience du succès de la guérison de plusieurs
semblables maladies, dont on avoit
fait vainement l'extirpation plusieurs fois, ou appliqué les caus-
ties sans guérison radicale, pour
n'avoir pas pris la précaution d'enlever exactement le tartre ; &
ayant enfin extirpé moi-même de
nouveau ces excroissances reve-
nues ; mais ajoutant à l'opération,
l'extraction de tous corps étrangers, j'ai toujours eu la satisfaction de voir la guérison réelle

suivre infailliblement; & soutenuë
sans répétition par l'attention d'en
empêcher, au moyen d'une propreté exacte, le retour du tartre, surtout dans l'endroit où ces excroif-
fances s'étoient formées.

Ici la tumeur par ces répétitions,
son volume toujours augmentant,
& sa dureté jointe à l'effet ordinaire du tartre, avoient tellement
écarté & dérangé les Dents incisives
du milieu, qu'il y avoit une espace
presque de l'étenduë dont j'ai décrit le diamêtre de ce skirrhe, que
j'ai coupé par sa racine même; &
après avoir laissé épancher le sang
abondant qui en est sorti, j'ai tout
de suite emporté exactement tout
le tartre; dès le lendemain l'endroit s'est trouvé repris, & aussi
uni que le seroient des gencives
où il n'y auroit pas eu d'excroif-
fance.

J'ai revû le malade, le 28 Janvier 1746, & j'ai trouvé que cette

partie étoit entiérement consoli-
dée, sans que l'on puisse craindre
de retour, surtout en empêchant
celui de l'accumulation du tartre.

CHAPITRE QUATRIEME.

§. I.

Dispositions au mauvais arrangement des Dents, par
défaut de place, ou par le peu d'é-
tenduë des machoires. Essay, p.
86-89 & 129-130.

Nom des sujets, leur âge. Salle où ils se sont trouvés.	Etat des Dents de chaque sujet.

Cinq sujets dont les Dents sont
disposées à prendre un mauvais
arrangement, & dont les incisives
& les canines sont mal rangées en
conséquence.

SÇAVOIR,

Magdelaine Lour-	Dents nouvelles se dis,

dis, 8 ans. Salle de S. Augustin. | disposant à venir mal rangées, faute d’une place suffisante.

Antoinette le Duc, 8 ans. *ibid*. | Machoire de peu d’étenduë ; Dents nouvelles venant mal rangées en conséquence.

Michelle N.... 9 ans. Salle de Sainte Geneviéve. | Canines & incisives venant mal rangées, par le peu d’étenduë du ceintre des machoires.

Barbe de Lore , 9 ans. *ibid*. | Dents venant rangées confusément, par le peu d’étenduë du ceintre des machoires.

Catherine Sanspeur , 21 ans. Salle de Saint Claude. | Dents mal rangées en haut & en bas.

X

§. I I.

Effets du mauvais arrangement & de l'inégalité des Dents.

SUjets depuis environ 20 ans, jufqu'à 40 à 50 , avec des difpofitions à l'ébranlement des Dents , ou même les ayant ébranlées par l'inégalité ou le mauvais arrangement des Dents des deux machoires. Eſſay, p. 139-141.

PREMIER CAS.

PREMIER DEGRE'.

Trois fujets ayant les Dents difpofées à l'ébranlement.

SÇAVOIR,

Antoinette Picard, 18 ans. Salle de S. Claude.	Incifives & canines fort difpofées à l'ébranlement par leur inégalité.
Jeanne Duchefne , 22 ans. Salle de Ste. Marthe.	*Idem.*

Marie Lebeuf, 23 | *Idem.*
ans. *ibid.*

Il est d'une extrême importance
de prendre garde & de fort près,
aux dispositions où les Dents sont
par rapport à l'arrangement, dans
la rencontre des deux machoires ;
car si par l'inégalité ou le mauvais
arrangement de quelques-unes ou
de partie d'entre elles, elles sont
disposées à se heurter, ou à se re-
fouler réciproquement, & qu'on
néglige de reconnoître cet inconvénient, on s'expose à bien des
maux causés par l'ébranlement qui
suit infailliblement, soit des mouvemens des machoires & de leur
rencontre dans la mastication, soit
du grincement & du craquement
qui arrivent, sans qu'on s'en ap-
perçoive dans le sommeil le plus
profond. C'est par une suite de cette négligence, que quand la douleur s'annonce, on la prend presque toujours pour un mal de Dents

ordinaire ; erreur qui souvent in-
duit en une autre par rapport au
traitement. Car suivant le rapport
du malade & à l'examen de sa bouche , ou quelquefois toutes les
Dents sont saines & sans la moindre trace de carie, faute de trouver la cause du mal , on croit qu'il
vient d'ailleurs que des Dents , &
l'on fait faire dans cette idée différens remédes qui peuvent faire
tort , & qui sont du moins inutiles.
J'en ai un exemple récent dans la
personne d'un particulier , à qui
l'on fit passer les grandes remédes
au mois de Mai dernier , pour une
espéce d'abcès qu'il avoit à la machoire supérieure, & que l'on soupçonnoit provenir d'une cause vé-
nérienne, sans qu'il y en eût d'ailleurs aucun autre indice. Cet abcès avoit fait naître une fongosité
au-dessus de l'aîle droite du nez,
ainsi qu'à la gencive, accompagnée
d'un écoulement de pus , & d'une

légere carie à l'alvéole voisin de la grande incisive supérieure, de l'incisive latérale & de la canine. Or tout ce désordre n'étoit causé que par l'inégalité de la canine inférieure & de l'incisive voisine qui se rencontroient par leur longueur avec l'incisive latérale. Celle - ci qui excédoit elle - même ses voisines, avoit souffert tout l'effort du refoulement, de maniere que l'extrêmité de sa couronne, à sa surface extérieure, étoit comme taillée par la violence du choc & du frotement qui l'avoient ébranlée. C'est ce que je reconnus à l'inspection de la bouche du malade, & ce qui me fut encore confirmé par l'expérience que j'en ai d'ailleurs. Il est bon d'observer que dans ces occasions, ce ne font point les Dents mêmes qui souffrent, mais les parties voisines telles que les parois, les cloisons & le fond des alvéoles, les gencives & les autres parties adhé-

rentes, ou même éloignées, suivant
le rapport & la communication
qu'elles ont avec les Dents, comme
les muscles buccinateurs, masse-
ters, zigomatiques, crotaphites ,
&c. le mal pénétrant même plus
bas jusqu'aux muscles mastoïdes &
dans toute l'étenduë des muscles
trapezes ; ce qui arrive par l'obstruction , l'engorgement & l'inflammation des nerfs , veines &
arteres qui sont dans le voisinage.
Il faut donc bien distinguer la douleur de Dents proprement dite, en
ce qu'elle réside dans la Dent même , d'avec celle qui n'est qu'occasionnée par les Dents qui ne souffrent point ou très-peu, & dont le
siége est dans les parties adhérentes
contiguës, ou rélatives que je viens
de désigner. Mais quoique cette
douleur n'affecte souvent que les
parties contenantes & voisines, &
par communication les plus éloignées, sans être sensible dans les

parties contenuës qui font les Dents mêmes ; il faut remonter au principe, & regarder celles-ci comme l'unique caufe de tout le défordre, par leur mauvais arrangement ou quelque inégalité qu'on n'a pas eu foin de rectifier faute d'en connoître les conféquences.

C'eft par le fecours de la lime que l'on fe garantit des fuites du mauvais arrangement & de l'inégalité des Dents, lorfqu'on n'a pas fait remédier ou qu'on ne veut pas faire apporter le reméde au premier inconvénient que l'art peut réparer & qu'il répare tous les jours. Mais les opérations de la lime exigent bien des connoiffances pour ne l'employer qu'à propos & avec toutes les précautions néceffaires. Il ne faut pas peu d'intelligence & d'attention pour ne pas limer trop ou trop peu, extrêmités également dangéreufes d'où s'enfuivent de longues douleurs, des fluxions, des abcès, des fiftulés, & fouvent même la carie des alvéoles, la lividité des Dents & leur perte totale: J'ai eu depuis très-peu de tems plufieurs exemples de ces effets contraires.

M. le Préfident O… que j'ai eu l'honneur de traiter, a une des deux grandes incifives, avec la gencive & l'alvéole en très-mauvais état, pour avoir été ébranlée par les Dents de la machoire inférieure, dont la longueur excédant celle de fes voifines lui a fait effuyer le choc & la rencontre en toutes occafions.

Mademoifelle de Saint Germain fe fit nettoyer & égalifer les Dents il y a quelques années, par un Dentifte, qui faute d'attention lui lima trop une des deux grandes incifives fupérieures, malgré la fenfibilité de cette Dent, qui fupportant la lime avec plus de peine que toutes les autres, devoit rendre

l'Artiste plus circonspect, & l'empêcher d'aller plus avant, s'il eût
sçu la varieté qui se trouve dans la
cavité des Dents, depuis ce tems
la Dent en question a causé des
obstructions aux parties voisines·
& des fluxions multipliées, très-
douloureuses & accompagnées
d'une tumeur à la gencive, d'un
point fistuleux & de la lividité de
la Dent. Or tout ce désordre provient de ce que la matiere osseuse
sous l'émail a été trop altérée par
la lime, ce qui fait qu'elle est plus
susceptible des impressions de l'air,
du chaud & du froid, & de tout
ce qui peut la rendre sensible ;
tellement que la membrane qui
tapisse l'intérieur de la Dent, &
les vaisseaux contenus dans cette
cavité, ne sont plus dans l'état
naturel où ils doivent être, pour
que les liqueurs y circulent libre-
ment, leurs cours se trouvant gêné
par ces impressions étrangeres &

intercepté dans le voisinage. MM.
Soumain, Faget le jeune & Du-
foare, tous trois Chirurgiens, ont
vu l'état de cette malade, & ont
connoiſſance du fait, qui eſt plus
commun qu'on ne le peut penſer.
Ils ſont auſſi témoins du ſecours &
de la guériſon que je lui ai procuré,
en cautériſant & en traitant les
parties malades avec tout le ſuccès
que je pouvois déſirer.

Le troiſiéme de Mai de l'année 1745, M. Cornemane Ban-
quier, envoya chez moi le nommé Benard, garçon Perruquier
(a), dont pluſieurs perſonnes
m'avoient parlé, & qui étoit dans
un fort triſte état. Il avoit depuis
pluſieurs années une fiſtule à l'angle droit de la ſurface du menton,
laquelle étoit environnée d'une
fongoſité large, à peu près comme
une piéce de vingt-quatre ſols,

(a) Il demeuroit alors chez le Sieur Pliſſon,
Maître Perruquier, ruë Michel-le-Comte.

d'où couloit fans ceffe par un petit trou qui s'étoit fait au centre un pus blanc & épais. Ce garçon ne fouffroit aucune douleur aux Dents voifines de l'endroit malade, joint à ce qu'il n'y paroiffoit aucun indice de carie ; c'eft pourquoi l'on ne foupçonnoit pas que les Dents euffent la moindre part à fon mal. Je vifitai d'abord d'où fortoit le pus, & j'obfervai le rapport qu'il avoit avec l'extrêmité de la racine de la Dent canine inférieure qui fe trouvoit vis-à-vis du même côté. Enfuite j'examinai cette Dent & l'incifive voifine. Je les trouvai l'une & l'autre un peu livides, & je remarquai que la canine avoit fouffert une grande déperdition de la fubftance de fa couronne, qu'elle étoit moins confidérable par cette partie que l'autre canine inférieure & les deux fupérieures ; que la canine fupérieure du même côté étoit excef-

sivement longue & pointuë, que
sa couronne & sa pointe ayant for-
tement porté sur l'inférieure dans
leur rencontre, elle l'avoit entamée
par son frotement dans la substance
de sa surface émaillée; qu'elle avoit
par ce moyen usé sa matiere &
ensuite la substance osseuse, sans
qu'elle eût rien perdu ni de son
émail, ni de sa pointe; ce que j'attribuë à l'impression faite en premier lieu par la supérieure sur l'inférieure qui a cédé à ses efforts,
tandis que la supérieure a résisté &
a conservé sa substance sans aucune
déperdition. La lividité de cette
Dent & les autres circonstances
qu'on vient de voir, jointes à l'expérience que j'ai d'ailleurs en cette
matiere, me firent juger que (quoiqu'il n'y eut point de carie, & qu'il
ne parut aucune de ces petites bubes, qui surviennent en cette occasion à la surface extérieure des
gencives & à l'extrêmité des raci-

nes de la Dent qui cauſe le déſordre) la fiſtule que j'ai décrite ne
provenoit que de la Dent en queſtion. Je dis donc au jeune homme
que l'extraction de cette Dent étoit
l'unique moyen de le guérir, &
que s'il s'obſtinoit à la garder plus
long-tems, elle entraîneroit des
ſuites encore plus facheuſes: mes
raiſons le déterminerent, & je lui
ôtai cette Dent. Elle ſe trouva
cariée par l'extrêmité de ſa racine,
dont la cavité étoit pleine de pus,
ce qui avoit pourri les vaiſſeaux
dentaires & la membrane. Je ſon-
dai & je ne trouvai point le ſinus
carié, mais ſeulement le parois extérieur de l'alvéole qui l'étoit par
l'endroit le plus voiſin du ſinus. Je
lui recommandai de ſe laver fréquemment la bouche en cet endroit avec de l'eau tiéde qu'il mê-
leroit avec un tiers d'eau-vulnéraire. Quant à la playe extérieure faite
au menton, pour ne point anticiper

fur les fonctions de perfonne, je
lui confeillai de voir quelque Chirurgien, afin de s'y faire appliquer
les remédes convenables. J'ai fçu
depuis qu'il n'avoit vu aucun Chirurgien, & qu'il n'avoit fait autre
chofe que fe laver exactement la
bouche, fuivant mon avis : cependant au bout d'environ un mois,
il a été guéri radicalement.

Il eft bon d'obferver ici que
l'obftruction des vaiffeaux les plus
voifins de l'extrêmité de la racine
de cette Dent, n'a eu lieu que par
l'interception des liqueurs dont la
circulation ne s'eft plus trouvée
libre, n'ayant pu prendre leur cours
ou fe faire une iffuë, comme elles
font ordinairement dans ce cas,
par ces bubes ou petits abcès qui fe
forment à la furface extérieure de
la gencive, & cela par la longueur
de fa racine qui étoit engagée dans
l'alvéole plus avant que le niveau
de la bafe de la furface extérieure

de cette gencive, d'où il est arrivé
que l'humeur a été obligée de per
cer pour s'écouler par l'extérieur
du voisinage de la racine. Au reste,
j'ai gardé cette Dent pour la singularité du fait, & si quelqu'un
est curieux de la voir, il reconnoîtra la vérité de tout ce que j'ai décrit sur cet article.

Le 3e. de Juillet de la même
année 1745, Mademoiselle Hury,
demeurant chez Madame la Mar-
quise de Putange, ruë de Verneüil
à Paris, vint chez moi à l'occasion
d'une incisive inférieure qui produisoit un ulcere purulent, accompagné d'inflammation, & lui perçoit de part en part l'alvéole & les
gencives, au point qu'on auroit pu
vers la simphise passer au travers le
petit doigt du dehors au-dedans.
Cette Dent étoit morte & ne souf-
froit point : son extraction a arrêté
le désordre qui alloit s'ensuivre, &
a réparé en très-peu de jours celui
qui étoit déja fait.

Suite du mauvais arrangement & de l'inégalité des Dents. (premier Cas.)

Deuxieme Degré.

Six sujets dont les Dents sont ébranlées & leur causent de vives douleurs.

Sçavoir,

Thérèse Billard, 16 ans. Salle de Sainte Marthe.	Incisives & canines ébranlées.
Marie - Françoise Leté, 19 ans. *ibid.*	Incisives supérieures & inférieures branlantes.
Anne Renier, 23 ans. *ibid.*	Incisives & canines branlantes, & causant des douleurs.
Magdelaine Lyon, 24 ans. *ibid.*	*Idem.*
Marie Porain, 26 ans. Salle de la Visitation.	Incisives, canines, & petites molaires fort branlantes, causant des douleurs & des fluxions.

Marie

Marie Boulidore, | *Idem.*
34 ans. *ibid.*

EXEMPLE.

M. Bourgeois, Chirurgien-Accoucheur, & Lieutenant de M. le Premier Chirurgien du Roi, à Paris, me pria d'aller chez lui, le 13 Novembre 1745, pour voir une Dent qui lui cauſoit de vives douleurs, même une ſurdité, au point qu'il n'entendoit pas de ce côté ce qu'on lui diſoit ; cette Dent étoit la premiere petite molaire du côté droit en la machoire ſupérieure, laquelle s'étoit dégagée de ſon alvéole par le relachement de la gencive, fatiguée de tartre antérieurement, entre ces bords & le collet de cette Dent, jointe à ſon inégalité qui y avoit occaſionné des ſecouſſes par la rencontre des Dents de la machoire inférieure ; le cas où étoit venuë cette Dent par ces différentes cauſes, produiſoit un refoullement à chaque mouvement, même dans la poſition naturelle, attendu ſon excès de longueur, lequel produiſoit une irritation violente accompagnée d'engorgement, de tenſion, même d'inflammation, aux parties les plus voiſines & rélativement aux plus éloignées, quoique cette Dent fût ſans carie.

Je l'ôtai comme cauſe par ſon état de tout ce mal, une heure après, ſon extraction fut ſuivie d'une ſaignée du pied, afin de détendre conjointement toutes les parties affectées ; le ſuccès répondit à l'attente, M. Bourgeois a recouvré promptement la ſanté, la tranquillité, & l'oüie dont il étoit privé de ce côté-là.

II. CAS.

Sujets dont les Dents ſont ébranlées & diſpoſées à s'uſer les unes les autres, par leur rencontre & leur

frottement, ou font même ufées
par leur inégalité & leur mauvais
arrangement. Effay, p. 139-140.

PREMIER DEGRE'.

Six fujets dont les Dents font
difpofées à s'ufer, & dont l'ufure
même eft commencée.

SÇAVOIR,

Marie le Beuf, 24 ans. Salle de Sainte Marthe.	Incifives & canines difpofées à s'ufer, & à l'ébranlement, & dont quelques-unes font déja é-branlées & ufées.
Catherine Renaudin, 18 ans. Salle de Sainte Félicité.	*Idem.*
Marie Robert, 22 ans. Salle de Sainte Félicité.	Incifives, canines & petites molaires qui ont commencé à s'ufer, ufées & ébranlées.
Marie Porin, 26 ans. Salle de la Vi-fitation.	*Idem.*

Marie Véronique, 14 ans. Salle de Sainte Geneviéve.	Incifives & canines, difpofées à s'ufer & déja ufées.
Magdelaine Boutez, 25 ans. Salle de Sainte Marthe.	Incifives inférieures & fupérieures, & canines confidérablement difpofées à s'ufer, ufées & ébranlées.

DEUXIEME DEGRE'.

Cinq fujets ayant les Dents fupérieures ufées par l'inégalité & le frottement.

SÇAVOIR.

Jeanne Foncier, 43 ans. Salle premiere de la Vifitation.	Incifives & canines fupérieures fort ufées.
Anne Pezé, 38 ans. Salle de Ste. Marthe.	*Même cas.*
Margueritte Vitaffe, 25 ans. Salle de Sainte Félicité.	Incifives fupérieures fort ufées.
Marie-Margueritte Ginville, 33 ans.	Incifives, canines & quelques petites

Salle de Sainte Ursule.	molaires supérieures, presque totalement usées ou détruites par le frottement & l'inégalité.
Françoise Essard, 43 ans. Salle de Sainte Dorothée.	Incisives supérieures, considérablement usées.

TROISIEME DEGRE'.

Composé de deux Classes.

1°. Quatre sujets dont les incisives supérieures & inférieures, les canines, & quelques petites molaires sont usées.

SÇAVOIR,

Michel Cherier, 44 ans. Salle de Sainte Elizabeth.	Incisives & canines supérieures & inférieures fort usées, ainsi que les petites molaires.
Thérese le Rustre, 34 ans. Salle de Sainte Félicité.	*Même cas.*
Marie Camousse,	Incisives & cani-

52 ans. Seconde Salle de la Visitation.	nes, supérieures & inférieures fort usées.
Angelique Gâteau, 35 ans. *ibid*	*Même cas.*

2°. Quatre sujets dont un (quoique jeune) a les incisives & canines (secondes Dents) fort usées par le frottement, & l'inégalité joints aux dispositions des machoires ; & les trois autres qui sont de jeunes enfans, ayant les Dents de lait de devant, surtout les supérieures dans le même état, jusqu'au niveau des gencives.

Sçavoir,

Marie - Anne Benoît, 14 ans. Salle de Sainte Catherine.	Incisives & canines fort usées.
Michel Giguisotte, 6 ans. Crêche premiere.	Incisives & canines de lait, fort usées.
Marthe Guillardin, 6 ans. Crêche	Incisives & canines, supérieures &

Seconde.	Inférieures beaucoup plus uſées qu'aux ſujets ci-deſſus.
Margueritte Poulin, 5 ans. *ibid.*	Dents de devant uſées au niveau des gencives.

Le déſordre & les douleurs, même les fortes fluxions, cauſés par l'état dans lequel on vient de voir la bouche de pluſieurs ſujets, ſont très-fréquens, ſans qu'on ſçache le plus ſouvent d'où en provient la cauſe ; parce que les Dents en cet état paroiſſent bonnes & le ſont en effet ordinairement, ſans être affectées de tartre ni d'aucune trace de carie ; de ſorte qu'à moins d'y faire une extrême attention, & d'examiner les Dents d'aſſez près pour remarquer ces diſpoſitions & la déperdition de la ſubſtance, qui s'eſt faite tant à l'émail qu'au corps oſſeux qu'il doit recouvrir, il n'eſt pas poſſible de reconnoître la source du mal. Il est donc important ici, comme dans tous les autres cas, de chercher à découvrir s'il n'y a point de dispositions dans la conformation des Dents mêmes propres à produire ces effets, dont les suites sont aussi fâcheuses, & pires souvent que celles de la carie & de l'abus de la lime. Ce n'est pourtant que par l'opération de la lime qu'on peut éviter ce désordre; mais il faut, pour y réussir, qu'elle soit conduite artistement, & accompagnée de l'expérience nécessaire pour arrêter le cours de ces dispositions, qui n'est que trop rapide, & les détruire entiérement, n'y ayant point d'âge où l'on ne puisse remédier à tous ces inconvéniens, & où le reméde ne soit dans la tête & dans la main d'un habile Dentiste.

III. CAS.

Sujets depuis 30 ans, jusqu'à 60

&

& plus, dont les Dents de devant
font ébranlées, uſées & détruites
par les ſuites de la perte des molaires. Eſſay, p. 114-119.

Degré Unique.

Cinq ſujets ayant les Dents de
devant ébranlées, uſées & détruites par les ſuites de la perte des molaires.

Sçavoir.

Marie Dubois, 30 ans. Salle de Sainte Félicité,	Inciſives & canines, ébranlées & uſées par l'augmentation du travail & du frottement occaſionné par la perte des molaires.
Barbe Braconnier, 28 ans. *ibid.*	*Même état.*
Angelique Dupuis, 41 ans. Salle de l'Ange-Gardien.	Inciſives & canines ſupérieures, uſées & ébranlées, & preſque détruites, par les ſuites de la perte des molaires.

Marie - Jeanne du Monceau , 42 ans. Salle de Sainte Dorothée.	Incisives & canines, supérieures & inférieures , usées, ébranlées fortement , & détruites pour la plus grande partie , par les suites de la perte des molaires.
Marie Duval , 62 ans. Salle de Sainte Ursule.	*Même état.*

Tant que les molaires , grosses ou petites subsistent , elles soulagent les incisives & les canines, qui à leur défaut sont obligées de faire leur besogne , ce qui les fatigue extraordinairement & les fait périr avant le tems. De plus, ce qui en avance encore la perte, est le dérangement que cause le défaut des molaires , en tout ou en partie ; car les incisives & les canines, lors même que les petites molaires restent encore, ne posent plus , & ne se rencontrent plus juste les unes

contre les autres , furtout dans
ceux qui ont naturellement les
Dents longues , inégales & mal
rangées, fans un effort particulier
& qui n'eft point dans l'ordre de
leurs mouvemens.

C'eft ainfi qu'on voit une infinité de bouches où la perte de
quelques molaires , fait un tort
confidérable à la durée des autres
Dents ; attendu le dérangement
que ce vuide fait dans leur pofition & d'où s'enfuivent l'ébranlement , la déperdition de fubftance
caufée par un frottement redoublé , & des douleurs importunes
occafionnées par l'obftruction &
l'engorgement des vaiffeaux des
parties voifines, où l'inflammation
& l'irritation qui les accompagnent , produifent les tumeurs des
gencives & le relâchement des
Dents ; accidens qui les rendent
infupportables & qui obligent de
s'en défaire par l'extraction dont

elles auroient pu être garanties.

Ce dérangement de position parmi les Dents, qui fait craindre avec raison ou qu'elles ne s'ébranlent, ou qu'elles ne s'usent par l'augmentation du frottement, est encore le cas où la lime est d'un grand secours, lorsqu'elle est employée à propos & dans les circonstances qui l'exigent.

L'inconvénient le plus ordinaire qui produit toutes ces fâcheuses suites, est qu'on ne s'apperçoit souvent du désordre que quand il a fait tous ses progrès & qu'il n'est plus tems de l'arrêter. J'ai remarqué plus d'une fois à cette occasion des contrastes étonnans dans quelques personnes, qui étoient toutes dans le même cas, & les exemples en sont fréquens.

Les uns ayant été secourus à propos, lorsque leurs Dents ne faisoient encore que commencer à s'ébranler & à s'user, ont vu leurs

Dents se raffermir par la cessation
du frottement, & la rencontre
juste & aisée de leurs mouvemens,
qui opéroient la mastication sans
effort irrégulier, ni tant de fatigue.

Les autres pour avoir trop differé
ou négligé d'employer les mêmes
moyens, ne sont presque plus en
état d'en tirer les mêmes secours,
attendu les progrès de l'ébranlement, qui seroit suivi d'une chute
prochaine, si leurs Dents n'étoient
retenuës par un fil d'or ou de
soye.

D'autres enfin qu'on a reconnus
avoir d'inévitables dispositions à
un fort ébranlement de leurs Dents
& à un frottement pernicieux, re-
çoivent les avis d'un Dentiste, sur
les moyens de les garantir du désordre dont ils sont menacés ; mais
comme leur état présent ne s'est
point encore rendu sensible par
l'importunité, ou par la douleur,

ils ne veulent point consentir à une opération qui détourneroit le danger, & leur épargneroit bien des maux qu'ils voudront faire cesser trop tard, & quand ils n'auront pour ressource que le regret de n'avoir pas cru les avis salutaires qu'on leur a donnés. Cet événement qui n'est que trop commun, fait voir combien l'on a tort de ne pas apporter les soins convénables pour conserver ce que bien des gens appellent les *Dents du fonds*, & qui sont celles qu'on néglige le plus, puisqu'elles entraînent infailliblement la perte des *Dents de devant*, dont on est d'ordinaire un peu plus jaloux.

Mais si la conservation de toutes les Dents en général est de la plus grande importance, ainsi que nous l'avons fait voir, par tous les avantages qui en résultent; il survient des accidens où leur existence est très-nécessaire pour y remédier :

c'eſt ce que je vais prouver par deux exemples, auſquels je n'ai rien lû de ſemblable dans aucun Livre de Chirurgie, non pas même dans ceux qui traitent expreſſément des maladies des os (a). Je commencerai par le plus récent, parce que j'ai été conduit dans l'opération qu'il m'a occaſionné de faire par celle que j'avois pratiquée près de douze ans auparavant à Cambrai.

(a) J'ai lû depuis *les Obſervations de Chirurgie de M. le Dran*, où j'ai trouvé Tom. 1. p. 9. & ſuivantes, un cas approchant de celui que je décris dans le premier exemple, ſi ce n'eſt que la machoire fracturée que j'ai rétablie, comme on le va voir, étoit en bien plus mauvais état que celle qu'a remiſe M. le Dran. Mais je n'ai pu profiter d'un Ouvrage que j'avois le malheur d'ignorer, malgré ſa réputation juſtement acquiſe ; en comparant le cas & les circonſtances, que je rapporte avec le fait détaillé par M. le Dran, on reconnoîtra que je n'ai pu avoir d'autre guide qu'une grande expérience.

PREMIER EXEMPLE.

Le nommé Clément gagne-denier, âgé d'environ 40 ans, & attaché à de bas offices chez M. de Fourqueux, Procureur Général de la Chambre des Comptes, fut attaqué le 13 Novembre 1744 au soir, sur le Quai des Augustins, par plusieurs brigands qui le maltraiterent de coups & le laisserent en très-mauvais état. Entr'autres blessures qu'ils lui firent, la machoire inférieure de ce garçon fut fracturée en deux endroits ; la premiere fracture étoit du côté droit entre la canine & la premiere petite molaire, espace où il n'y avoit point de Dents, mais seulement la racine de la canine enfermée dans l'alvéole & recouverte de la gencive ; l'autre fracture étoit entre les deux petites molaires, & il y avoit après la derniere le vuide d'une grosse molaire qui manquoit ;

mais après ce vuide étoit une grosse molaire bien solide, ainsi que les Dents voisines de la fracture. La machoire en cet endroit étoit divisée net & perpendiculairement en deux parties. Il y avoit, à la machoire supérieure du même côté, de grosses molaires, dont les extrêmités inégales portoient sur la piéce fracturée & la dérangeoient, en l'éloignant toujours du point de réduction, quelque chose qu'on eût pu faire pour l'assuje & la contenir.

Tous les moyens mis en usage pour rétablir cette machoire depuis le 13 jusqu'au 25 n'ayant point réussi, M. Foubert, Chirurgien-Major de la Charité, entre les mains duquel étoit le malade, me fit prier de me trouver le lendemain à cet Hôpital, pour travailler ensemble à consolider cette fracture si rebelle. Ayant vu le malade, il me proposa d'y poser pour l'assujettir une plaque attachée avec des fils d'or ; mais après avoir examiné la fracture & la difpofition des parties voifines, ce que je fis par le moyen du taxis, je lui dis que la plaque ni les fils d'or, ne produiroient point dans ces circonftances l'effet qu'il s'en étoit promis ; mais que par un moyen plus fimple & plus fûr, s'il vouloit fuivre mon avis, j'affujettirois fi folidement les piéces en queftion, qu'elles ne fe rangeroient point jufqu'à ce que le cal fût formé. M. Foubert m'ayant laiffé le maître de l'opération, je fis lever le malade de fon lit pour le mettre dans un fauteüil, afin d'opérer plus commodément. Je cirai une bonne foye écruë à fix brins, qui fans être fort groffe, étoit affez forte pour réfifter jufqu'à parfaite guérifon. Je la paffai entre les Dents de la piéce folide, où je l'entrelaçai jufqu'à la derniere petite molaire qui étoit ifolée ou feule voifine de l'endroit fracturé, qu'il étoit queftion d'affujettir ; mais qui étoit heureufement foli- de dans fon alvéole, fans quoi j'aurois été obligé de faire d'autres difpofitions qu'on verra dans l'é- xemple fuivant. Je fis ainfi deux tours de mon fil, en l'entrelaffant depuis la canine jufqu'à cette petite molaire, après quoi je fis les nœuds, & je l'arrêtai. Tout fut tenu par ce moyen auffi folide, que s'il n'y eût point eu de divifion ni de fracture. J'ôtai enfuite deux groffes molai- res fupérieures, pour empêcher que leur rencontre ne dérangeât ma réduction, comme elle avoit fait toutes celles qu'on avoit ten- tées auparavant. Cette opération fut faite le Jeudi 26 Novembre, & le Mardi 15 Décembre fuivant, le malade fortit de la Charité par- faitement guéri. Je ne l'avois point vu depuis fa guérifon, quand le 5 Avril dernier je le rencontrai par hazard chez M. de Fourqueux. Il me reconnut & me remercia, ce qui me donna la curiosité d’examiner l’endroit où j’ai fait la réduction de sa machoire : je n’y trouvai aucune inégalité, ni rien de difforme ; mais à la fracture du côté droit, il y a une grosseur formée par le cal à côté du menton.

J’avois à me voir opérer un grand nombre de spectateurs, tant Chirurgiens, qu’Etudians, soit en Chirurgie, soit en Médecine. Ils étoient montés sur les tables, sur les lits, & par tout où ils avoient pu pour voir une opération aussi nouvelle pour eux, qu’elle peut dans la suite leur être utile : mais je ne puis à cette occasion passer sous silence une erreur répanduë par quelques-uns de ceux, qui faute d’attention ou d’être placés commodément pour observer tout, n’ont pas bien remarqué comme je m’y suis pris, & n’ont pas une idée bien juste de l'opération. La plûpart, comme il me l'est revenu, ont dit à nombre de Chirurgiens & à plusieurs autres personnes, que j'avois percé les gencives & les parois des alvéoles, pour passer le fil qui servoit à la réduction. Or il est d'une extrême importance de les détromper, eux & tous ceux à qui ils peuvent avoir fait un aussi faux rapport : attendu que si quelqu'un s'avisoit de faire une pareille opération pour la mienne, ce seroit une insigne bévûë dont le malade seroit la victime, & dont il s'ensuivroit des inconvéniens capables de produire de fâcheuses suites. Ce qui a pu induire en erreur ces Observateurs peu exacts, est une sonde mousse de Dentiste, avec l'extrêmité de laquelle ils ont vu que je dirigeois l'arrangement de ma soye, & la façon de la passer & repasser entre les Dents.

SECOND EXEMPLE.

Feu M. Roffin, Chirurgien-Major des Hôpitaux Militaires à Cambrai, me fit prier vers le commencement du mois d'Août 1733, de me tranfporter chez lui pour affaire de ma compétence. Il me mena voir une pauvre femme âgée de 65 à 66 ans, qui demeuroit dans un Fauxbourg de la Ville, & dont la machoire inférieure étoit caffée net du côté droit & perpendiculairement dans le vuide d'une groffe & d'une petite molaire, qu'elle avoit perduës par l'effet du tartre qui les avoit fait tomber en les déchauffant & en les ébranlant, quoique la matiere de fes Dents fût d'ailleurs de bonne qualité. M. Roffin avoit pratiqué pour rétablir cette machoire, tout ce que la Chirurgie indique en pareil cas, atelles, compreffions, bandages, &c. tout fon travail depuis 19 à 20

jours que la fracture subsistoit étoit
inutile ; le cal ne pouvoit se former , & la partie postérieure se
dérangeoit toujours malgré toute
l'attention qu'on apportoit. M.
Rossin me demanda mon avis ; je
lui dis que j'assujettissois une infinité de Dents ébranlées, non-seulement avec du fil d'or , mais encore avec de la soye ; & que si par
le même moyen on pouvoit assujettir la portion qui se dérangeoit
sans cesse à celle qui étoit solide ,
on viendroit à bout de faire former le cal & de réunir la machoire.
Il goûta mon avis, mais l'espace
vuide formé par le défaut des deux
Dents & dans lequel étoit la fracture , s'opposoit au succès de l'opération. J'imaginai de remplir ce
vuide avec une pièce de cheval-
marin, que je perçai de deux trous.
Je passai dans chacun deux bons
fils en différens tems , afin d'y former comme deux anses , ce qui

faiſoit une anſe & deux bouts de
fil à chacune des parties latérales
de la piéce; parce que comme toutes les Dents de cette femme
étoient fort ébranlées , elles pen-
choient beaucoup du côté où la
premiere ligature les inclinoit ;
mais en produiſant ici l'effet de
l'extenſion & de la contre-exten-
ſion, je parvins à les rendre ſtables;
de ſorte qu'en paſſant l'anſe entre-
laſſée entre les deux dernieres molaires tenant à la piéce fracturée
qui ſe dérangeoit , ces Dents ſe
trouverent aſſujetties. Je continuai
l'entre-lacis juſqu'aux canines, &
aux petites molaires du côté oppo-
ſé , qui étoient moins branlantes
que les autres, & j'y fis les nœuds
pour arrêter la ſoye. Enſuite je
conduiſis, ou je portai l'anſe qui
n'étoit point engagée , mais dont
les deux bouts du fil qui la formoit
étoient paſſés chacun dans un des
trous faits à la piéce , juſqu'aux
Dents

Dents que j'avois entourées du premier fil & où je l'avois arrêté. J'embraffai la derniere où étoient les nœuds avec l'anfe, & de la gauche je regagnai la droite, entre-laçant jufqu'aux dernieres Dents tenantes à la piéce qui avoient été embraffées par la premiere anfe. Là, je fis le fecond arrêté, & le tout fut affez folide pour que la réduction ne fe dérangeât plus & que le cal pût fe former. Le cal & la réduction réuffirent ; tellement que les fils furent ôtés au bout de 28 à 30 jours : comme M. Roffin lui-même me l'affura à mon retour de Bruxelles & de Valenciennes, où j'allai après cette opération. Je n'ôtai à la malade qu'une petite molaire fupérieure, & une racine que nous foupçonnâmes contribuer au dérangement, auffi bien que le peu d'étenduë & de prife qu'avoient dans leur articulation le condyle & l'apophife

A a

coronoïde ; parties dont le défaut
de folidité fuffit pour déranger en
pareil cas les compreffions, & empêcher la réuffite des moyens.

CHAPITRE CINQUIEME.

Plétore & Cacochimie.

SUjets Plétoriques & Cacochi-
mes, dont les uns ont les Dents
de gros volume, mais peu dura-
bles ; leur matiere étant peu folide
& tendre ; les autres ont les Dents
foibles de toutes manieres & de
mince confiftance. Effay, pag. 71-
73.

PLETORIQUES.

Nom des fujets, leur âge. Salle où ils fe font trouvés.	Etat des Dents de de chaque fujet.

Cinq fujets, fçavoir.

Louife Autreffy ,	Dents de gros vo-

14 ans. Salle de Sainte Catherine.	lume, émail blanc, matte, & de confiſtance peu ſolide.
Marie Luſſé, 13 ans. *ibid.*	*Même état.*
Elife Deshayes, 18 ans. *ibid.*	Dents de très - gros volume, émail mal poli, tendre & comme bourſouf-flé ; mauvaiſe conſiſtance.
Marie Sibert, 20 ans. Salle de Sainte Marthe.	*Même état à peu près.*
Charlotte Arculai-re, 28 ans. Salle de Sainte Dorothée.	Même état, Dents marquées de quan-tité de taches de carie naiſſante, & déja même pour la plûpart fort cariées en conſéquence.

CACOCHYMES.

Quatre ſujets, ſçavoir.

Marie - Anne de Tournai, 12 ans. Salle de Saint Au-	Dents de petit vo-lume peu couver-tes d'émail ; les

guſtin.	inciſives minces, tranſparentes, délicates, & ſenſibles au chaud, au froid, à toutes les impreſſions de l'air, & au toucher.
N. le Clerc, 13 ans. Salle de Sainte Geneviéve.	*Même état.*
Maurice N.... 12 ans. *ibid.*	*Même état.*
Aymée le Lievre, 12 ans. *ibid.*	Même état, Dents qui ont déja commencé à s'uſer, & s'uſant de plus en plus par leur rencontre.

EXPERIENCES
ET
DEMONSTRATIONS.

SECONDE PARTIE.

Démonftrations faites fur des machoires
& des Dents de fujets morts, ou ré-
fultant de l'extraction de Dents ôtées
à des fujets vivans, dans plufieurs
cas particuliers dont traite l'Effay.

CHAPITRE PREMIER.

*Deftruction des racines des Dents de
lait par les fecondes Dents. Effay,
p. 98-111.*

IL eft dit, page 103 de mon
Effay : Que la couronne des
Dents qui remplacent celles de

lait se trouvent dans le même alvéole, sous la racine de celle-ci, dont elle est separée par une petite lame très - mince, & c'est un fait démontré par mille expériences ; mais il ne faut pas entendre que les incisives & toutes les autres Dents soient placées perpendiculairement & à plomb sous leurs devancieres. Il est bon d'observer cette différence que j'ai cru devoir rapporter ici, pour ne laisser rien à désirer sur cette matiere.

Les secondes incisives sont placées sous les premieres, plus obliquement en quelque façon que perpendiculairement. Elles sont rangées dans cette position à la partie de l'alvéole commun, sçavoir les inférieures du côté qui regarde la langue, & les supérieures du côté du palais ; & par conséquent elles sont inclinées à croître vers l'intérieur de la bouche. Les secondes canines sont posées plus perpendiculairement que les incifives, ainfi elles peuvent croî-tre également en dedans ou en dehors, fuivant que les difpofi-tions & la place les obligent de s'incliner. Il n'y a que les petites molaires qui renouvellent les mo-laires de lait, qui foient placées dans un jufte à plomb, fous le milieu de la voûte de ces premieres Dents.

J'ai fait voir à l'Académie Royale de Chirurgie des machoires où le renouvellement des Dents étoit commencé, & où il y avoit des incifives & des canines de lait & nouvelles ; les dernieres étoient avancées à proportion de ce qu'el-les avoient ufé de la racine des Dents de lait, dont elles devoient prendre la place : quelques - unes dans des machoires mal difpofées pour un bon arrangement , où le défaut de place les obligeoit de glifler de côté, n'avoient ufé les

racines des premieres Dents, que
suivant l'inclination qu'elles
avoient été obligées de suivre, &
s'y trouvoient comme encastrées.
On a remarqué la même chose à
des canines de plusieurs machoires. •

J'ai fait aussi reconnoître ce qui
se passe au renouvellement des
molaires de lait, par l'accroissement des petites molaires qui les
remplacent. Les unes *chevauchant*,
pour ainsi dire, la loge qui renferme ces dernieres avant que l'extrémité en soit ouverte par l'accroissement de celles-ci, avoient, sçavoir les inférieures, leurs deux racines & les supérieures, leurs trois
racines entieres & dans toute leur
étenduë : d'autres avoient leurs
racines usées, suivant que les petites molaires avoient cru, après
avoir percé le sommet de la loge
qui les renferme, entre les racines
des molaires de lait, & ainsi des
autres

autres par gradation, suivant les progrès de la destruction des racines. Enfin j'ai démontré que les racines des Dents de lait s'usoient par le seul frotement, dont les progrès, quoique fort lents, suivent toujours ceux des Dents nouvelles, & l'on a vu de ces premieres Dents ausquelles il ne restoit plus que l'écorce ou l'extrêmité de la couronne ; le corps, le colet, la voûte qui sépare les racines, & les racines mêmes se trouvant entiérement usés. C'est ce qui suit du rapport de Messieurs Puzos & Gervais, Commissaires de l'Académie, sur le quatriéme Chapitre de mon Essay.

« Quoique le mauvais arrange-
» ment des Dents, disent - ils, ne
» puisse pas à la lettre se compren-
» dre dans les maladies de ces pe-
» tits os, le tort qu'il leur fait de-
» vient cependant cause de diffé-
» rens accidens qu'il occasionne &
» d'altérations qui leur succédent.

Bb

»Il semble au premier aspect de ce
»préliminaire qu'on ne puisse ici
»que repéter ce que tous les Den-
»tistes ont écrit sur cette matiere.
»Cependant à la gloire de M. *Bu-*
»*non*, nous y avons trouvé des cho-
»ses neuves que nous ne pouvons
»nous dispenser de rapporter. Le
»raisonnement détaillé dans ce
»passage, ajoutent-ils, est aussi sen-
»sible que celui qui suit paroîtroit
»suspect, si l'expérience démon-
»trée n'en levoit tous les doutes.

»L'Auteur prétend, ainsi qu'il
»nous l'a fait voir, que les secon-
»des Dents n'ébranloient ou ne
»chassoient jamais celles de lait,
»qu'après avoir usé leurs racines,
»en tout ou pour la plus grande
»partie, & cela par le mouvement
»de progression, de pression, de
»friction même de la couronne de
»la Dent de remplacement, contre
»la racine de celle de lait. Il nous
»a fait remarquer de ces racines

» usées tout à fait, d'autres à demi
» détruites & d'autres commencées.
» C'est ce qui avoit fait croire que
» les Dents de lait n'avoient point
» de racines originairement, quand
» on les voyoit tomber, sans en
» trouver d'apparence.

» Cette remarque des racines
» usées, non-seulement aux inci-
» sives & canines, mais même aux
» molaires de lait, est une décou-
» verte de l'Auteur. On ne lui doit
» pas moins la recherche qu'il a
» faite sur les Dents de remplace-
» ment & les grosses molaires, qui
» mene à expliquer la difficulté de
» les arracher, & les accidens qui
» suivent l'opération ou qui la pré-
» cédent.

» Quand la couronne d'une
» grosse molaire nommée *Dent de*
» *sagesse*, se montre après avoir
» percé la gencive ; mais que ten-
» dante à parvenir au niveau des
» autres, elle est trop serrée par la

Bb ij

» couronne voiſine, ou par l'apo-
» phiſe coronoïde d'une machoire
» manquant d'une ſuffiſante éten-
» duë, elle prend de l'irrégularité;
» la couronne preſſe les Dents voi-
» ſines, comprime la portion de
» machoire qui lui réſiſte, irrite le
» périoſte qui l'entoure, & cauſe
» des fluxions auſſi difficiles à faire
» paſſer, que ſujettes à des récidi-
» ves par l'exiſtence continuelle de
» la cauſe.»

Ici M. Puzos rapporte l'exemple d'une opération que j'ai faite, & dit :

« Je n'ai été que trop long-tems
» témoin d'une pareille fluxion,
» qui après avoir tirannisé un illuſ-
» tre Magiſtrat par ſes retours fré-
» quens & périodiques, pendant
» pluſieurs années, n'a cédé qu'à
» l'arrachement que M. *Bunon* ſeul
» a oſé entreprendre. Cette Dent à
» demi ſortie & arrêtée dans ſon
» élévation par la molaire précé-

» dente & par l'apophiſe coronoï-
» de de l'autre côté, étoit hors de
» rang, & placée comme un coin
» angulaire entre ces deux corps
» ſolides. La difficulté de la ſaiſir &
» la perverſion de ſes racines auroit
» embaraſſé tout autre. Mais M.
» *Bunon* ayant pour objet une cure
» radicale, tira cette Dent avec
» tout l'art poſſible. Son extraction
» qui n'a été traverſée par aucune
» ſuite fâcheuſe, a remis la bouche
» & la jouë dans l'état naturel, &
» a délivré ce digne & illuſtre Ma-
» giſtrat d'une tirannie de maux &
» & de remédes, que ſa jeuneſſe
» devoit encore lui faire endurer
» bien des années. »

Je crois qu'il convient à cette
occaſion que j'entre dans un plus
grand détail ſur cette intéreſſante
cure, & que je rapporte les circonſtances du fait.

Il y avoit déja long-tems que
j'entendois parler des maux que

fouffroit *M. le Préfident de Nicolaï,* *Premier Préfident de la Chambre des Comptes*, par rapport à une Dent qui, faute d'une place fuffifante, ne pouvoit prendre fon accroiffe-ment & s'élever au niveau des au-tres. On m'en parloit fouvent chez moi, & dans bien des maifons où j'allois. Enfin il y avoit plus de 15 mois que M. Puzos m'avoit pré-venu du défordre que faifoit cette Dent, lorfqu'au commencement de Juin 1744, il me fit avertir de me rendre chez lui, pour aller vi-fiter enfemble ce Magiftrat, qui étoit alors fort incommodé de fa fluxion. Mais la violence du mal qui tenoit toutes les parties ten-duës & gênées, au point qu'il ne lui étoit pas poffible d'ouvrir la bouche, fit qu'on m'envoya un contre-ordre, jufqu'à ce qu'on pût voir dans la bouche du Magiftrat, & obferver ce qui s'y paffoit.

Le 12 Juillet fuivant, je fus

mandé à l'Hôtel de M. le Préſident, & je ne manquai pas de m'y
rendre. On m'expliqua d'abord ce
qui s'étoit paſſé juſques-là à l'occaſion de cette Dent, ce qui avoit été
pratiqué dans les circonſtances, ce
que l'on propoſoit de faire, & ce
qu'on penſoit enfin de l'état de la
Dent. Je répondis qu'il n'y avoit
que l'inſpection de la bouche, qui
put m'indiquer la cauſe du mal &
les moyens d'y remédier. Je tirai
pour cet effet de ma poche l'étui de
mes inſtrumens : ce qui obligea
M. Puzos à me dire que je n'avois
pas beſoin d'inſtrumens, puiſqu'il
ne s'agiſſoit point d'opérer, le Magiſtrat n'étant point encore déterminé à aucune opération, qu'il
n'étoit queſtion maintenant que
du coup d'œil, ou du tact avec le
bout du doigt ſeulement. Je répondis que ſi je me contentois du ſim-
ple tact & du coup d'œil pour m'aſſurer de l'état des choſes, j'en au-

rois une idée bien fuperficielle, &
que par conféquent mon rapport
feroit peu folide ; qu'enfin pour
découvrir la fource du mal, il
falloit néceffairement que je fuffe
armé d'un inftrument propre à
fuppléer à l'infuffifance des doigts
& de l'œil. On y confentit, & j'é-
xaminai tout à mon aife l'état de
la bouche.

Je trouvai la Dent d'où procé-
doit tout le mal ayant fon accroiffement complet, contre le fentiment des Dentiftes qui l'avoient
examiné avant moi, & qui trouvant fon extraction impoffible,
avoient propofé d'ôter la Dent
voifine, pour procurer l'élévation
de celle-là. Cette découverte me
donna lieu de faire un pronoftic
plus favorable. J'avois détourné
pour y parvenir, avec une fonde
de Dentifte, les parties charnuës
voifines de la Dent, qui malgré
plufieurs incifions faites pour faci-

liter fon accroiffement fans y être
adhérentes, en recouvroient le
corps & même·la couronne, à
l'exception d'une petite ouverture,
par laquelle on appercevoit une
partie de fon extrêmité. Je parcou-
rus avec ma fonde l'étenduë & le
tour de la couronne jufqu'au collet & aux bords de l'avéole : après
quoi mon avis fut que fi l'on n'ô-
toit que la Dent voifine, ainfi que
l'avoient décidé ceux qu'on avoit
confultés avant moi, on feroit une
opération très-infructueufe, attendu qu'elle étoit tardive, & prati-
quable feulement lorfque la Dent
commençant à croître laiffoit entrevoir les difpofitions qu'elle avoit
à être gênée par fon voifinage.
J'ajoutai qu'au furplus la Dent mal
fituée refteroit dans fa fituation,
ayant toutes fes parties bien formées & affermies dans l'alvéole,
fans qu'il y eût à efpérer d'autre

accroiſſement, ni qu'elles puſſent changer d'aſſiéte.

Je fis obſerver en même tems la poſſibilité de l'extraction de cette Dent, que j'avois trouvé le moyen de ſaiſir par ſon collet, en le débaraſſant des parties charnuës qui le recouvroient, à moins pourtant qu'elle n'eût des racines difformes, mal conformées, & capables de réſiſter à l'opération, ou d'occaſionner leur fracture, auquel cas elles reſteroient engagées au fond de l'alvéole. Je dis de plus, d'après mon expérience, que quand cet inconvénient arriveroit, la couronne & tout le collet de la Dent étant emportés, il en réſulteroit toujours un grand avantage, en ce que les parties voiſines de la Dent, où réſidoient principalement tout le ſentiment & toute la douleur, ne ſeroient plus comprimées & gênées, ni par conſéquent

obſtruées & enflammées. Tel fut le
réſultat de ma viſite, & je me re-
tirai.

Il ſe paſſa ſix ſemaines avant
que M. le Préſident ſe déterminât
à l'opération dont je lui avois promis le ſuccès. Ceux qui l'avoient
trouvée impoſſible, inſtruits des
vûës que j'avois données, s'offroient tous les jours à la faire;
mais l'équité de ce Magiſtrat qui
s'étend à tout, lui fit dire que puiſqu'ils n'avoient pu, tous tant qu'ils
étoient, ni découvrir la cauſe du
mal, ni trouver les moyens d'y remédier. Il n'étoit pas juſte qu'ils
euſſent l'honneur d'une opération
dont le ſuccès ne ſeroit dû qu'à
moi, & que l'Auteur de la découverte, ou celui qui ſeul avoit reconnu la nature de la maladie, devoit être l'inſtrument de la guériſon. Dans cet intervalle de tems,
le malade eut encore pluſieurs fluxions, dont la derniere enfin le

détermina à l'opération. Je fus
donc appellé pour la faire le 29
Août 1744. La veille, Madame
la Princesse de L... sollicitée par
le Sieur C... lui avoit proposé
de sa part de se charger de l'extraction de sa Dent ; à quoi le Magistrat répondit qu'il étoit surpris
qu'un si habile homme lui fit faire
une pareille proposition, après
avoir été si long-tems d'un avis
contraire, & n'avoir trouvé jus-
ques-là d'autre reméde à ses maux
que la patience.

Aussi-tôt que je fus arrivé, M.
le Président exigea de moi d'examiner de nouveau sa bouche pour
m'assurer de son état. Je le fis, & je
conclus comme la premiere fois à
l'extraction de la Dent. Ce Magistrat y consentit, & m'ayant ordonné de la faire, j'eus le bonheur
d'emporter cette Dent bien entiere, sans aucune fracture de racines,
ni adhérence de l'alvéole.

La couronne de cette Dent est ronde, au lieu d'être plus étenduë de l'une des parties latérales à l'autre, que de la surface extérieure à l'intérieure, comme font le plus souvent les grosses molaires, ses racines venuës fort à l'étroit comme le reste de la Dent, se sont réunies & ne font qu'un corps jusqu'à leur extrêmité, qui touchoit au fond de l'alvéole, où le suc qui les formoit étant obligé de se recourber, a formé comme deux crochets tournés chacun dans un sens contraire.

Si dès le commencement on eût examiné d'assez près & avec un instrument propre à découvrir ce qui se passoit, l'état de cette Dent & des parties voisines, on auroit reconnu aussi bien que moi, combien il étoit aisé de délivrer le malade de tous les maux qu'il a soufferts, & quelle longue suite de douleurs ne lui auroit-on pas épargné. Ce grand Magiſtrat joüit à préſent d'un repos qui doit être auſſi précieux au Public, qu'il eſt néceſſaire au rang qu'il occupe, & qu'il remplit ſi dignement.

CHAPITRE DEUXIEME.

DISPOSITIONS différentes des Dents dans leur accroiſſement; varieté de leurs conformations, cauſes de ces différences & de celles de leurs racines; obſervations ſingulieres & très - importantes ſur toutes ces varietés. Eſſay, p. 89- 98.

J'Oſe dire que je ſuis le premier qui ait traité cette matiere, & qui l'ait démontrée auſſi claire- ment, au grand étonnement des Maîtres de l'Art, qui ne pouvoient s'imaginer que mon *Eſſay ſur les maladies des Dents* ne contint ſur

cela que des vérités, & des vérités
phyſiques appuyées ſur l'expérience.

C'eſt par le moyen de pluſieurs
machoires que je ſuis parvenu à
faire ces Démonſtrations. J'ai fait
voir, dans le baſſin de différens
alvéoles, des Dents dont il n'y
avoit encore de formé qu'une petite extrêmité de la couronne, tout
étant encore envelopé de la membrane, qui contient la matiere du
germe dont par la ſuite la Dent ſe
forme. Dans d'autres machoires de
ſujets un peu plus avancés en âge,
les Dents de la même claſſe avoient
le corps de la couronne plus formé, mais ſa concavité n'étoit point
encore voûtée. D'autres avoient
de plus le collet formé, & commençant à s'étrécir pour la formation de la voûte. Dans d'autres enfin cette voûte étoit achevée, &
couvroit la grande cavité de la
Dent, contenuë ordinairement

dans l'intérieur de la couronne.

J'en fis voir d'autres dont les racines commençoient à se former en sortant de la voûte, & que je ne déchatonnai comme les premieres, qu'après avoir brisé les parois de leur alvéole, & levé la membrane qui ferme l'ouverture de ceux dont la couronne des Dents n'est point encore sortie. Je brisai aussi dans d'autres cas, l'extrêmité de la loge qui contient les petites molaires sous les molaires de lait ; je démontrai de cette maniere tous les dégrés d'accroissement jusqu'à la perfection des racines dans les mêmes Dents, ou celles de la même classe, & je fis remarquer les dispositions qui causoient les différentes difformités des racines , ainsi qu'un grand nombre de Dents dont les racines sont dans ce cas.

Je fis encore observer que les alvéoles , surtout des molaires de lait, & même des grosses molaires

où

où ces Dents étoient peu avancées, avoient beaucoup plus de
diamêtre, que ceux où les Dents
avoient déja leurs racines commencées, ou venuës à un certain
point : que les premiers ne mon-
troient que des parois minces &
liffés en quelque façon, & que les
autres étoient plus épais, & comme
enduits ou incruftés d'une fubftance offeufe & fpongieufe, formée
par concrétion en même tems que
les racines, & des mêmes fucs portés par les vaiffeaux de la membrane qui contient le corps de la Dent :
enfin que cette fubftance luttoit
les racines, & la partie du corps de
la Dent qui eft embraffée par les
bords à l'alvéole, pour les affermir
& les confolider à mefure qu'elles
fe forment.

J'eus lieu de m'appercevoir que
toutes ces remarques extrêmement
nouvelles pour ceux qui affiftoient
à mes Démonftrations, leur cau-

soient beaucoup de surprise ; mais,
j'eus aussi la satisfaction d'en rendre la vérité sensible : ce fut principalement à MM. Puzos & Gervais, que je m'attachai à faire reconnoître cette variété de dispositions dans les alvéoles, & je leur fis
voir clairement que ceux dans lesquels étoient cruës les molaires de
lait, étoient beaucoup plus éten-
dus, lorsqu'ils ne contenoient que
la couronne de ces premieres Dents
que quand elles étoient venuës à
à leur perfection, & qu'elles avoient
entre leurs racines la loge ou cloi-
son, qui renferme la petite molaire qui doit les remplacer. Ils recon-
nurent en même tems que dans les
mêmes alvéoles où il s'étoit d'a-
bord formé une Dent, ayant une
couronne à peu près semblable à
celle des grosses molaires & plusieurs racines, il s'en forme ensuite
de bien plus petites, tant par le
volume de leur couronne, qu'en

ce qu'elles n'ont ordinairement qu'une racine, comme je l'ai ob-ſervé ailleurs.

C'eſt par l'altération de la ſub-ſtance oſſeuſe & ſpongieuſe dont je viens de parler, & par celle qui arrive à la certiſſure des bords des parois de ces alvéoles, que l'on ſouffre ſi ſouvent de vives douleurs aux alvéoles, aux gencives & aux parties contiguës ou rélatives à celles-là, ainſi que je l'ai décrit ci-deſſus, en déduiſant les dangéreux effets, ſoit du mauvais arrange-ment, ſoit de l'inégalité des Dents. La premiere diſpoſition à l'altéra-tion dont il s'agit, eſt communé-ment le tartre qui cauſe ſouvent l'engorgement & le relâchement des gencives, quoiqu'ils arrivent encore ſouvent, ainſi que le gon-flement & la fongoſité qui les ac-compagnent, ſoit par le vice des fluides, ſoit par l'interception que le tartre, en comprimant toutes ces

parties, produit dans les vaisseaux
capillaires des mêmes gencives, où
la stagnation & le stase se font aisément, attendu la petitesse de ces
vaisseaux & la pression du tartre;
soit enfin par le concours de ces
deux dispositions qui se rencontrent ensemble, & dont l'effet devient plus sensible, lorsque le bord
de la gencive qui doit embrasser
le collet de la Dent en est déta-
ché, & que leur adhérence si nécessaire est altérée ou détruite. Car
c'est alors que la salive, le limon,
les restes d'alimens, l'air, &c. sé-
journent & pénétrent de façon,
qu'ils causent peu à peu le déchauf-
fement des Dents, la destruction
des parois, des alvéoles, & de la
substance osseuse & spongieuse,
dont ils sont entièrement revêtus;
c'est alors que les cloisons de cette
substance qui séparent les racines
des Dents l'une de l'autre, sont
aussi pareillement ruinées. De-là,

comme j'ai dit, l'ébranlement des
Dents, fuite inévitable de la deſtruction des alvéoles, de leurs parois, de la ſubſtance en queſtion,
& de ſes cloiſons; à quoi ſuccédent
les douleurs dont je viens de parler,
& que l'on prend d'ordinaire pour
un *mal de Dents* proprement dit,
quoique les Dents en cet état ne
ſoient point le ſiége du mal, qui
ſe fait ſentir bien plus vivement
aux parties contenantes & voiſines
qu'aux parties contenuës.

Ces douleurs & les fluxions qui
les accompagnent varient, ſe re-
pétent ou ſe calment, ſuivant les
variations du tempéramment & de
l'état des fluides. Quand par quelques circonſtances on eſt échauffé,
& que la maſſe des fluides eſt en
conſéquence augmentée de volume, ou qu'ils péchent en un mot
de quelque maniere, les effets ci-
deſſus ont lieu, ſurtout ſi dans ces
diſpoſitions il ſe trouve complica-

tion de caufes occafionnée par
l'air, & quelque vent froid dont
on aura été frappé du côté qui a
des difpofitions, par l'altération
que j'ai décrite, à être offenfé de
ces impreffions. La fluxion diminuë enfuite plus ou moins promptement, fuivant que le traitement
tempere & diminuë la maffe des
humeurs, ou les corrige. Après
quoi l'on eft plus tranquille, tant
que les difpofitions que nous avons
marquées, ne fe trouvent plus en
état d'en produire le retour.

Mais lorfque le tempéramment
fe retrouve par quelque caufe
échauffé de nouveau de quelques
dégrés de plus qu'il ne faut pour
tenir la maffe des fluides dans le
jufte équilibre dont dépend fa fanté, la même fituation ne manque
jamais de fe reproduire aux parties
voifines, relatives & contenantes
de la Dent qui eft dans le cas ci-
deffus, & l'on ne ceffe point d'être

importuné de ces retours périodiques, que par l'extraction de ces
fortes de Dents devenuës corps
étrangers dans la partie faine où
elles nuifent, jufqu'à ce qu'on ait
pris enfin une fage réfolution de
s'en défaire.

On ne fera pas moins étonné
d'apprendre que la fubftance offeufe & fpongieufe dont j'ai parlé,
eft quelquefois totalement détruite, tant par la fréquence des fluxions & de l'engorgement, que
par le féjour des ferofités & du limon âcre & mordicant qui s'y introduit.

Lorfque par là deftruction de
l'adhérence du périofte avec le collet de la Dent, fous les bords des
gencives, les matieres en queftion
fe font infinuées peu à peu, en fé-
journant fous ces mêmes bords
qu'elles rongent & minent infenfi-
blement, les matieres s'accumu-
lent de plus en plus, & fe vitiant de

jour en jour rongent le périoste ,
les bords des parois, des alvéoles, la
subſtance charnuë des gencives, &
la subſtance oſſeuſe & ſpongieuſe,
contenuë dans la capacité des alvéoles. Enſuite à la place de cette
ſubſtance & des cloiſons qui ſépa-
rent les racines, il ſe forme une
ſorte de carnoſités plus ou moins
ſolides & fongueuſes, tant autour
des racines mêmes & entr’elles,
que ſous la voûte dont elles ſont
un allongement ; ce qui arrive par
l’épaiſſiſſement du périoſte qui les
environne, en conſéquence des en-
gorgemens, & obſtructions de la
ſtagnation & du ſtaſe du ſang ou
des autres humeurs, & des inflammations fréquentes à chaque retour. Souvent même la portion de
ces carnoſités qui ſe trouve entre
les racines, ſous la voûte & à la
place qu’occupoient les cloiſons ,
eſt épaiſſe & ſolide ayant une qualité tendineuſe, ou même nerveuſe
en

en quelque forte, & unie avec une portion de femblable matiere, qui envelope le refte des racines encore engagées au fond de l'alvéole, malgré fon délabrement. Ce font d'abord ces carnofités, qui dans les intemperies fi funeftes aux Dents s'irritent & fe gonflent, l'irritation paffe enfuite aux parties voifines : la jouë devient enflée, effet de l'obftruction qui eft prefque toujours fuivie de l'inflammation ; la tête devient douloureufe, & fouvent la fiévre eft de la partie. On dit alors qu'on a telle Dent malade, parce qu'au moindre attouchement elle paroît douloureufe ; ce qui ne provient que des mouvemens qui la refoulent, & qui en preffent les parties adhérentes & voifines, alors irritées ; d'où il fuit que la Dent prétenduë malade, n'eft pas le fiége de la douleur, quoiqu'on la charge ordinai-

D d

rement de tout le mal que l'on souffre.

C'est être néanmoins dans une grande erreur, tant de la part du malade que de l'Artiste, que de s'obstiner à vouloir conserver une ou plusieurs Dents, quoique sans carie, dont le voisinage ou les parties adhérentes sont dans les circonstances que j'ai décrites : en voici un exemple illustre & récent, dont M. Faget l'aîné, Chirurgien célébre a été témoin.

EXEMPLE.

M. le Maréchal Comte de Saxe, avoit une Dent en cet état qui lui causoit une fluxion presque continuelle & très-douloureuse, accompagnée d'une grosse tumeur à la jouë. Cette Dent par elle-même étoit bonne & sans carie, mais le parois extérieur de son alvéole, & l'adhérence de la gencive étoient

détruits à un point, que le vuide
résultant de cette dégradation, formoit extérieurement une poche,
qui permettoit d'y introduire une
sonde mousse ou un stilet, & de le
promener dans toute l'étenduë de
l'alvéole de ce côté jusqu'au fond,
& par conséquent tout le long &
entre les racines de cette Dent,
qui étoit une seconde grosse molaire inférieure du côté gauche.
C'est ce que je découvris à l'inspection de la bouche, dès la premiere
fois que je fus appellé pour examiner l'état de la maladie, & j'en fis
mon rapport au Prince. Je fis reconnoître la même chose à M. Faget dans la seconde visite que je fis
& à laquelle il fut présent. Je fis
voir l'impossibilité qu'il y avoit de
réparer l'altération des parties voisines, & j'établis la nécessité d'extraire cette Dent, pour faire cesser
la fluxion & dissiper la tumeur
qu'elle produisoit. M. le Maréchal

Comte de Saxe, de l'avis de M. Faget, se détermina à l'opération. Avant de la faire je prévins le Prince, ainsi que M. Faget & les Assistans, que les racines de cette Dent, par l'extrêmité qui étoit encore un peu engagée au fond de l'alvéole, seroient toutes environnées d'une chair fongueuse très - rouge ; la justesse du pronostic, après l'extraction, surprit tout le monde ; & l'étonnement de M. Faget ne fut pas à coup sûr le moins marqué. Je conseillai au Prince de gargariser presque continuellement sa bouche du côté malade, avec de l'eau chaude & quelques gouttes d'eau vulnéraire, après l'avoir lavé d'abord avec un léger mélange d'eau tiéde & de vinaigre.

Après cela, je prévins encore M. le Maréchal & M. Faget, que l'extraction de cette Dent ne me feroit point beaucoup d'honneur, & même pourroit me faire tort dans l'esprit des personnes qui la verroient, sans excepter les gens de l'art, parce qu'il y a peu de personnes & même de Dentistes, qui sçachent qu'une Dent quoique saine & sans carie, suffit dans les circonstances où étoit le Prince, pour prolonger & entretenir pendant plusieurs années une longue suite de maux, jusqu'à ce qu'on en vienne à l'extraction, absolument nécessaire pour les faire cesser. En effet, j'ai vû nombre de personnes qui dans pareil cas, ont passé successivement par les mains de plusieurs Dentistes, qui ont employé sans aucun effet tous les moyens imaginables pour leur conserver ces sortes de Dents & rétablir l'altération des parties voisines, tellement qu'on n'est parvenu à faire cesser le mal, que par l'extraction que j'en ai faite, & que je pratique encore tous les jours avec un succès qui ne s'est jamais démenti. Ce

D d iij

moyen est sûrement le seul capable
de soulager efficacement , autrement on souffre des années entié-
res, par un vain espoir de garder ses
Dents & d'être délivré de ses
maux ; ce qui ne pourroit se faire
que par la regénération de l'adhérence du périoste, &c. détruits en
tout ou en partie ; regénération
impossible , d'où suit l'impossibilité de la parfaite guérison & de la
conservation de ces Dents.

Ce que j'avois prévu par rapport
à M. le Comte de Saxe , est arrivé.
La tumeur de la jouë n'ayant pu se
dissiper assez promptement , tant
par la complication des causes qui
la produisoient , que faute de se
gargariser suffisamment, ainsi que
je l'avois conseillé , comme une
circonstance essentielle,& de prendre quelques autres précautions ;
le Prince conçut de l'inquiétude
d'avoir perdu une Dent qu'il trouvoit très-bonne, aussi bien que tous

ceux à qui il en parloit, ou la montroit sans être délivré de sa fluxion : il craignoit que l'opération étant inutile, il n'eut encore aussi long-tems à souffrir qu'il avoit fait auparavant. De très-célébres Médecins & d'habiles Chirurgiens qui voyoient cette Dent, après avoir examiné superficiellement la gencive, sans avoir la moindre idée de l'état où étoient toutes ces parties avant l'extraction, improuvoient hautement, & l'opération & l'Opérateur, & celui qui l'avoit laissé faire en lui donnant son suffrage ; cette même Dent fut vûë à Versailles par bien des personnes qualifiées, qui toutes blâmoient le sacrifice qu'on en avoit fait, à ce qu'elles prétendoient, fort mal-à-propos. Quelques - uns même de mes Confreres, dont les lumieres auroient dû pourtant leur faire reconnoître d'une part la nécessité de l'opération, & entrevoir d'un autre côté la certitude du succès, quoiqu'éloigné par les circonstances, se joignoient au cri public, & s'autorisoient de la lenteur de la guérison, pour indisposer contre moi ceux qu'ils devoient plutôt rassurer.

J'ai déja rapporté une partie des raisons qui contribuërent à ralentir la dissipation, soit de la tumeur à la joue, soit de l'engorgement des parties. Mais il y en avoit encore d'autres qui exigeoient bien des précautions, telles que les fréquens gargarismes que j'avois surtout recommandés, & l'attention à se préserver de l'impression de l'air & du froid, qui furent apparemment négligés. 1°. La saison dans laquelle l'opération fut faite, ce qui arriva le 2 Janvier 1745. 2°. La dûreté considérable de la partie engorgée depuis long-tems d'un sang stagneux. 3°. Les fongosités qui dans cet état tapissent toujours l'intérieur de l'alvéole, & dont on a la démonſtration par celles dont les racines de la Dent ſe trouvent revêtuës, ainſi qu'on l'a remarqué après l'extraction, & que mon pronoſtic l'avoit annoncé. 4°. La deſtruction du parois de l'avéole rongé dans une partie qui ſe rapproche aiſément de l'autre, quand cette déperdition n'a pas lieu, à la différence de leur baſe, qui par ſa ſolidité ne peut ſe rapprocher de même. 5°. Une aſſez grande échancrure qui ſe fit extérieurement à la gencive, par la délicateſſe & la fongoſité de ces parties charnuës. Voilà ce qu'ignoroient ceux qui me blâmoient, mais ce que l'expérience, plus ſûre que les raiſonnemens les plus ſpécieux, m'avoit appris pour me conduire en cette occaſion. C'eſt ſur ce fondement qu'un jour le Prince m'ayant dit, qu'il étoit fâché que M. Faget lui eût fait ôter une bonne Dent ſans

nécessité ; je lui répondis que si je
trouvois mille personnes de son
rang qui me fissent l'honneur de
me consulter, je ne prendrois point
d'autre parti pour leur procurer
une guérison radicale , & que je
croirois faire une grande faute de
ne point les porter à souffrir une
opération, aussi nécessaire que celle dont il se plaignoit. J'ajoûtai que
comme la douleur étoit presque'
entiérement dissipée alors, & que
la tumeur commençoit à disparoître , le tems & l'exactitude à se gargariser souvent & à se tenir chau-
dement , acheveroient d'emporter'
le reste ; nouveau pronostic qui fut
bientôt suivi de l'effet , au moyen
de quoi toutes les inquiétudes ces-
serent.

Il est donc certain que toutes les
douleurs qu'on souffre dans les circonstances de la maladie que je
viens de décrire, & les tumeurs qui
l'accompagnent , se dissipent tou-

jours peu de tems après l'extraction qui est absolument nécessaire,
lorsqu'on ne l'a pas prévenuë dès le
commencement des dispositions
qui produisent la maladie. Il arrive
pourtant des cas ou par la disposition des parties malades, la tumeur
ou le gonflement de la jouë aug-
mente dans les premiers instans,
ou les premiers jours de l'opération;
mais alors tout se dissipe aussi plus
promptement, à proportion, &
peu de jours après il ne reste plus
ni aucune apparence de gonflement, ni le moindre sentiment de
douleur ; il n'est plus question que
de fortifier les parties qui ont souffert.

Lorsque dans le cas dont il s'a-
git, l'engorgement est invéteré,
huit, douze ou quinze jours suffi-
sent pour tout dissiper, pourvû qu'il
n'y ait point de complication étrangere, produite par quelque vice
universel ou particulier ; & qu'on

ait foin de gargarifer abondamment la bouche malade, avec de
l'eau de riviere chaude & quelques gouttes d'eau-vulnéraire, dont
il faut douger les parties prefque
continuellement. On en ufe dans
le commencement trois chopines
ou deux pintes par jour, & l'on obferve au furplus un régime & la
retraite convenable.

Une autre fingularité dont je
dois faire ici la remarque, & inconnuë jufqu'à préfent, eft que dans le
cas ci - deffus la matiere offeufe &
fpongieufe dont j'ai parlé, eft détruite en tout ou en partie, & remplacée par les carnofités dont j'ai
fait en même tems mention : mais
ces carnofités font détruites à leur
tour par un tartre, qui par fuccef-
fion de tems fe forme, & s'attache
le long & entre les racines des
Dents, au point que fouvent les
carnofitésqui environnoient les racines & rempliffoient l'efpace d'en-

tr'elles, font toutes confumées ou deffechées, de maniere qu'il n'en refte plus rien, & qu'elles font remplacées comme par repreffaille, par une matiere tartareufe. Les Dents alors ne tiennent plus à rien dans les alvéoles, & n'y peuvent refter engagées que par l'irrégularité de leurs racines. Ce défordre a lieu principalement, quand on a gardé long-tems ces fortes de Dents en cet état, & après nombre de fluxions qu'on n'a pas cru en provenir malgré leur retour périodique: ou lorfque trop attaché à ces Dents, parce qu'on n'y appercevoit point de carie, on s'eft imaginé fauffement qu'elles ne pouvoient y avoir part, & qu'en conféquence on les a gardées affez long-tems, pour que cet effet s'enfuive.

AUTRE EXEMPLE.

Le 27 Octobre 1745, M. M⸺

rand, Maître en Chirurgie, &c. me fit voir un malade chez lui, qui avoit un abcès à la furface extérieure de la gencive, par lequel il découloit du pus fanieux ; nous l'examinâmes & le fondâmes enfemble, il fut reconnu par le ftilet qui pénétra fort avant, que le parois externe de l'alvéole étoit non-feulement découvert, mais carié avec beaucoup de déperdition de fa fubftance ; je vifitai les groffes molaires, furtout celles à l'endroit des racines de laquelle le mal répondoit, qui étoit la feconde des Dents de cette claffe, du côté gauche en la machoire fupérieure ; je tournai une fonde de toute part, pour chercher s'il n'y avoit point de carie à cette Dent, ou aux parties latérales de ces voifines, fans en pouvoir découvrir ; je trouvai confidérablement de mobilité en la premiere, que l'adhérence de la gencive, du périofte & de l'alvéole, étoient détruites ; qu'il y avoit une déperdition considérable de ce dernier, qui par complication avec les autres circonstances, mettoit non-seulement le collet de cette Dent à découvert, mais encore la voûte & une partie de l'étenduë des racines, au point que j'y introduisois l'extrêmité de la sonde, dessous & entre ces parties. M. Morand me proposa de porter le cautere actuel par l'ouverture de l'abcès, pour parvenir à guérir cette maladie sans ôter la Dent ; mais mon expérience me fit conseiller de prendre le parti de l'extraction, comme le plus prompt & le plus sûr moyen, assurant que sans cela le traitement seroit long & sans succès.

On adopta mon avis, & j'ôtai la Dent ; elle ne se trouva point cariée, mais une portion de tartre dur s'étoit glissée jusqu'à l'entrée de la voûte, laquelle a causé cette maladie & l'exfoliation, par fonte de la partie de l'alvéole qui separe les racines, & qui étoit remplacée par une matiere charnuë de nature cartilagineuse, même tendineuse, épaise & remplissant tout l'espace qui est entre les racines & sous la voûte.

Le succès ayant confirmé l'expérience, cette maladie fut guérie en peu de tems ; ce qui n'eut pas été si prompt, si l'on se fut trop attaché à garder cette Dent, au contraire le désordre auroit eu des suites qui sont toujours fâcheuses.

Autre Exemple.

M. le Doux, Maître en Chirurgie, à Paris, a éprouvé par lui-même depuis peu, qu'une Dent sans carie, ni déperdition de sa substance, cause des douleurs, des fluxions, &c.

La premiere grosse molaire supérieure du côté gauche, ayant deux de ses racines, ordinairement situées

ſituées vers le parois externe de l'alvéole, découvertes de la gencive, & de la portion de ce parois qui doit les envelopper conjointement, au point qu'il n'y avoit qu'environ une ligne de leurs pointes ou extrêmités, d'engagée au fond de l'alvéole, & qui n'étoient point maſquées du tartre, qui avoit produit la deſtruction de la gencive, de l'alvéole, & mis à découvert la voûte de cette Dent, au point de pouvoir porter deſſous l'extrêmité de la ſonde, & battre avec entre les deux racines découvertes ; cette état produiſoit de vives & longues douleurs, deſquelles j'ai délivré ce Chirurgien, le 4 Février 1746, en lui conſeillant de me laiſſer ôter cette Dent, ſaine d'ailleurs, mais dont un plus long ſéjour dans la place qu'elle occupoit, auroit cauſé bien des répétitions de douleurs & de fluxions importunes.

Ee

CHAPITRE TROISIEME..

DIFFERENCES dans la ca-vité des Dents ; varieté de sa profondeur & de son étenduë. Essay, p. 150-156.

LEs singularités que contient mon Essay sur cette matiere, ne sont pas moins des découvertes qui m'appartiennent, que celles sur qui viennent de rouler les deux Chapitres précédens.

Ce ne fut pas sans peine que j'établis les varietés qui se rencontrent dans l'étenduë & la profondeur de la cavité des Dents. Le détail où je suis entré dans mon Essay à cet égard, ni l'explication que j'ai eu souvent lieu d'en faire, en répondant aux questions & aux difficultés qui m'ont été faites sur cet article, n'auroient pas suffi, si je n'euſſe été en état d'appuyer mes raiſonnemens de Démonſtrations. C'eſt ce que j'ai fait avec le même ſuccès que le reſte, en continuant mes expériences ſur un très-grand nombre de Dents humaines de différentes claſſes, & ſur nombre de Dents inciſives que les animaux m'ont fournies.

L'opinion générale que l'on m'oppoſoit avant la Démonſtration des faits, étoit que la cavité qui regne dans les racines des Dents diminuoit d'étenduë, à meſure qu'on avançoit en âge par l'accroiſſement de la ſubſtance oſſeuſe intérieure, voiſine de cette eſpéce de canaux, laquelle croît circulairement, & diminuë par progreſſion l'étenduë de cette cavité. Cette obſervation qui eſt juſte, & dont j'étois trop convaincu par mon expérience, n'a rien de commun avec les faits que j'ai avancés, puiſque la différence que j'ai remarquée

dans la cavité des Dents, a lieu
non-feulement dans des fujets d'â-
ges différens, mais encore parmi
des fujets de même âge, entre les
Dents d'une même bouche & de la
même claffe. J'obfervai que la matiere qui rempliffoit plus ou moins
la cavité qui avoit exifté, & qui fe
difpofoit à remplir celle qui fub-
fiftoit encore, croiffoit intérieure-
ment, en gagnant de la couronne
vers l'extrêmité de la racine ; mais
non plus alors circulairement, attendu que cette matiere tendoit à
fe convertir en une fubftance offeufe, non fpongieufe qui commençoit, ainfi que je l'ai fait reconnoître, par un petit bouton attaché au
centre intérieur de la couronne,
d'où il prenoit fon accroiffement
pour remplir la capacité de cette
couronne, en gagnant enfuite par
progreffion celle de la racine, &
fe durciffant à mefure.

Pour prouver plus fenfiblement

encore cette varieté, je pourrois raporter un grand nombre d'exemples de perfonnes de 30 a 40 ans & plus, à qui en limant quelques incifives ou canines, pour les mettre au niveau des voifines qu'on avoit déja limées confidérablement & fans douleur, on trouvoit au premier coup de lime une extrême fenfibilité. J'ai vu même des Dents qu'on avoit limées beaucoup moins que les autres, d'où le fang néanmoins fortoit par l'extrêmité de la couronne, comme par l'ouverture de quelques petits vaiffeaux; tandis qu'à de jeunes gens, fuivant le befoin, j'ai limé certaines Dents de la moitié de l'étenduë de la couronne, fans découvrir la cavité & les vaiffeaux dentaires, & même fans en approcher dangéreufement, ou de maniere qu'ils reffentiffent aucune douleur, foit en opérant, foit enfuite de l'opération.

J'en ai un exemple récent dont la singularité mérite une place ici.

EXEMPLE.

Madame de Chalet, Dame de distinction, demeurant ruë des trois Pavillons, à Paris, choquée du mauvais effet que le défaut d'arrangement des incisives & canines supérieures, produisoit dans un jeune homme de Poitiers, âgé de 16 à 17 ans, pour lequel elle s'intéresse, parloit en conversation de l'état disgracieux de cette bouche. M. le Marquis d'Avaucourt, qui étoit présent, & qui est témoin du rétablissement favorable que j'ai fait à la bouche de Mademoiselle de Vatan sa parente, dit à cette Dame qu'il y auroit peut-être le même remede à la bouche du jeune homme en question, & qu'il lui conseilloit de me le faire voir. Le 7 Avril 1745, on me fit visiter cette bouche, & je la trouvai dans un état qui me surprit beaucoup.

Ce jeune homme avoit les Dents dont j'ai parlé si longues, quoiqu'on les eût déja limées, qu'elles excédoient considérablement la lévre supérieure, même quand la bouche étoit fermée, & traînoient sur l'inférieure en la couvrant toute entiere, ce qui déparoit beaucoup un Cavalier, qui d'ailleurs est fort bien de figure & de taille. Ces mêmes Dents sortoient en saillie presque horizontalement. On désiroit qu'elles pussent êrre renfoncées du dehors en dedans de la bouche, & qu'elles fussent situées aussi plus perpendiculairement qu'elles ne l'étoient. Mais par les dispositions que je reconnus, tant à l'égard de la position de ces Dents, que dans la conformation de la machoire inférieure', je crus être obligé d'avoüer franchement, qu'il y avoit lieu d'appréhender que tous les moyens dont on pourroit se servir,

ne fuſſent inutiles, ou même dangéreux. J'ajoûtai que s'il n'y avoit
pas à craindre, ou de découvrir
l'intérieur des Dents, ou d'approcher trop de leur cavité, je pourrois les limer de façon qu'elles ne
feroient plus reconnoiſſables, attendu qu'à ces riſques près, leur
longueur donnoit beaucoup de
champ à la lime. Je ne puis diffi-
muler auſſi que la qualité de ces
Dents que j'avois reconnu très-
folide, me faiſoit preſſentir que
leur cavité n'étoit pas fort près de
leur extrêmité. Le danger que je
faiſois entrevoir n'effraya point
M. & Madame de Chalet ; ils
me dirent que ſi ces Dents pouvoient être limées, à peu près au
point que je prévoyois capable de
faire un changement, tel que je le
faiſois eſpérer, il falloit faire l'opération, malgré l'inconvénient in-
certain dont je les avois prévenus,
& que je leur ferois plaiſir de vou-

loir

loir bien m'en charger : Qu'en
tous cas ces Dents dureroient dans
l'état où je les aurois mifes, autant
qu'elles pourroient, & qu'à mefure
qu'elles manqueroient, on en fub-
ftitueroit d'artificielles : on détermina le jeune homme, & je procé-
dai à l'opération.

Je limai confidérablement une
canine, une petite incifive latérale, & une des deux grandes incifives fans beaucoup de peine & de
douleur, & fans qu'il parût que
l'endroit limé approchât trop de la
cavité de la couronne. Il n'en fut
pas de même à l'autre grande incifive, je m'apperçus aux premiers
coups de lime que le fentiment en
étoit plus vif, & qu'elle caufoit
même de la douleur ; ce qui fit que
je ne voulus point d'abord en emporter une portion égale à ce que
j'avois diminué des autres. Il ne
convenoit pas néanmoins de laiffer cette Dent plus longue que fes

voisines, par l'effet disgracieux qui en résultoit. Ainsi vu le courage du jeune homme, excité par le désir de voir disparoître la difformité de sa bouche, & la résolution où l'on étoit de sacrifier, s'il le falloit, la durée de ces Dents à leur agrément; je repris la lime, mais j'en conduisis l'action de maniere que j'enlevai dans un instant une portion de cette même Dent, suffisante pour la mettre à peu près au niveau de l'autre grande incisive. Après l'opération, je trouvai que cette Dent étoit rouge & sensible : ce qui me fit voir que la cavité de sa couronne approchoit bien plus de l'extrêmité que celle des autres, ainsi que la membrane qui la tapisse, le nerf & les vaisseaux dentaires; nouvelle preuve de la différence qu'il y a par rapport à la profondeur & à l'étenduë, dans la cavité des Dents d'une même bouche & d'une même classe. L'incisive laté-

rale & la canine voifine reftoient
encore extrêmement longues, & il
falloit en retrancher beaucoup
pour en rendre l'afpect fupporta-
ble, je fis une tentative pour fon-
der en quelque forte l'état de leur
intérieur, & j'eus une efpéce d'indice que leur cavité étoit fuffifamment éloignée du bord de la couronne. J'entrepris en conféquence
d'emporter avec la lime l'excédent
qui les défiguroit ; & cela fut fait
promptement, fans aucune douleur, ni même approcher trop de
la cavité. Après cette heureufe
opération, je préfentai un miroir
au jeune homme, dont la furprife
égala la fatisfaction, en fe voyant fi
différent de ce qu'il étoit, comme
fon changement étonna tous ceux
qui le virent depuis.

Je fis, il y a près de deux ans, une
femblable réparation à la bouche,
d'une niéce de mon époufe, âgée
alors de 19 ans, qui avoit les

mêmes Dents presque saillantes,
à peu près comme celles dont je
viens de parler ; mais avec des dif-
positions plus favorables ,pour les
faire aisément rentrer au - dedans
de la bouche : c'est à quoi je parvins en faisant de simples séparations entre leurs parties latérales ;
après les avoir beaucoup racour-
cies en deux reprises à six mois
l'une de l'autre, & en rafraîchis-
fant aussi les séparations qui étoient
entiérement effacées par la dimi-
nution de la saillie, & la rentrée
des Dents vers l'intérieur de la
bouche. Ces Dents supporterent
bien la lime & furent suffisamment
diminuées sans aucune douleur,
ni aucune altération de la cavité.
La bouche est actuellement en très-
bon état, les Dents en sont saines
& n'ont plus rien qui choque la
vûë.

CHAPITRE QUATRIEME.

ET DERNIER.

CONCLUSION de l'Ouvrage ; réfléxions sur la partie de la Chirurgie qui en est l'objet ; étenduë de cet art encore ignorée & justifiée par quelques exemples ; courte récapitulation des principales découvertes faites par l'Auteur, pour mettre les curieux a portée d'en vérifier la nouveauté.

PAr toutes les Démonstrations & les détails que l'on vient de voir, je crois avoir fait la preuve complette que l'objet important annoncé par le titre de mon *Essay sur les maladies des Dents*, est rempli, & que je n'ai rien exageré en y faisant envisager des moyens sûrs de conserver les Dents. 1°. En leur procurant une bonne conformation, dès les tems même que l'enfant se forme, & se perfectionne dans le ventre de la mere. 2°. En leur continuant la même attention pendant le cours de l'alaitement. 3°. Enfin en ne négligeant ni soin, ni visites pour en assurer la conservation pendant le reste de la vie, à quoi contribuent également les avis & les opérations d'un Dentiste habile qui sçait opérer & conseiller à propos.

Il y a donc lieu d'espérer que par le secours d'une théorie si bien justifiée par l'expérience, & de la pratique que je prescris, la perte & les maux que font souffrir les Dents, seront moins fréquens à l'avenir, & qu'il périra nécessairement beaucoup moins d'enfans par la sortie & l'accroissement de ces petits os, qui en emportent tous les jours un si grand nombre; avantage qui previendra la désolation de bien des familles, où l'on

pleure si souvent de précieux ré-
jettons, moissonnés ou retranchés
en naissant & dans leur fleur à peine éclose; avantage en un mot qui
sera la source d'une infinité d'autres pour les sociétés, les Etats, &
tout le genre humain dont il dimi-
nuera les pertes.

Un autre fruit que le Public
pourra tirer de mon travail, c'est
d'être à l'abri de l'imposture & de
l'ignorance des Charlatans répandus partout. La confiance ou plutôt le front avec lequel ils s'offrent
& s'annoncent pour préserver de
la perte & des maux de Dents,
pour soulager ceux qui en sont affligés, pour leur procurer même
un embellissement séducteur que
l'on paye bien cher par la ruine
irréparable des Dents qu'ils ont
entrepris d'orner, n'imposeront
plus qu'aux personnes faciles à se
laisser séduire & tromper, comme
il en est dans tous les cas & dans

F f iiij

toutes les circonstances de la vie. On ne donnera plus tête baissée dans les prestiges de ces Empiriques qui prennent la qualité de Dentistes, sans avoir quelquefois les moindres notions & les premiers élémens de notre Art, sans connoître même assez souvent la structure & la qualité des parties, sur lesquelles ils hazardent, plus hardiment que ne fait un véritable Artiste, ou leurs opérations ou leurs remedes. Car voilà ce qui rebute partout une infinité de gens, fort sensés d'ailleurs, mais indisposés contre un Art utile qu'ils n'ont jamais pu discerner d'une méprisable charlatannerie destituée de principes. De-là cette malheureuse prévention, & cet éloignement qui fait tous les jours qu'on n'ose confier sa bouche à personne, ni faire prendre le moindre soin de ses Dents, & qu'on aime mieux les laisser périr, au prix de mille maux,, que d'entendre parler du Dentiste. Or quel bien n'est-ce pas au moins pour tous ceux qui ne négligent aucun moyen d'être éclairés sur leurs véritables intérêts, que d'être en état de ne plus confondre l'Artiste intelligent & plein de droiture, avec l'imposteur ignorant qui ose en usurper le nom ; le frivole & vil Opérateur, avec le Dentiste appliqué, qui pratique avec honneur une importante partie d'un Art aussi estimable que la Chirurgie.

Quel service n'auroient pas rendu au Public ceux qui l'ont portée si loin cette Chirurgie, surtout depuis qu'on la cultive en France, avec un succès dont nos voisins sont jaloux, si le seul objet qu'ils ont comme abandonné à l'industrie méchanique des Opérateurs, les avoit autant occupés que les autres parties de cet Art. On auroit depuis long-tems une pratique

sûre , fondée fur une exacte théorie , & l'on recuëilleroit d'heureux
fruits de l'expérience de plufieurs
fiécles. 1°. La perte & les maux
des Dents feroient beaucoup
moins fréquens qu'ils ne font. 2°.
Parmi les foins qu'exige le premier
âge , l'attention particuliere aux
Dents des enfans, foit pour les diriger dans leur conformation, foit
pour en prévenir les maladies ,
étant paffée en habitude , on n'at-
tendroit plus qu'elle fût excitée
par les accidens, lorfque les défordres dont on a tant d'exemples ,
font parvenus au point de rendre
tous les fecours inutiles ou peu ef-
ficaces. Une négligence fi funefte
devenuë inexcufable par un long
ufage, rendroit chacun plus atten-
tif fur foi-même & fur ceux dont il
pourroit être chargé , parce qu'on
fe rend coupable en effet des fuites
facheufes qu'elle entraîne , lorfqu'on manque à fe faire affurer par

un Dentiste clairvoyant, de l'état & des dispositions de sa bouche, ou de celle des enfans dont on a la conduite.

C'est sur ce fondement que plusieurs personnes auroient désiré trouver dans mon Ouvrage une physiologie des Dents complette, & tout le manuel des opérations : mais comme ces deux grandes parties, sçavamment traitées par M. Fauchard, laissent peu de choses à désirer, je n'ai point cru devoir m'exposer ici à d'ennuyeuses redites, & je me contente de renvoyer à la lecture de son Livre auquel on peut s'en tenir sur cette matiere.

On verra par son Ouvrage & le mien, que l'art du Dentiste n'est pas si borné qu'on se le figure, & que pour l'exercer efficacement, il faut avoir plus de connoissances qu'on n'en suppose d'ordinaire aux Artistes de notre profession.

En effet, si la Médecine embrasse

dans sa théorie tous les objets qui
peuvent appartenir à la conservation du corps humain ; toutes parties de la Chirurgie, pour le succès
de la pratique, exigent des notions
suffisantes de cette même science
dont elles dérivent, & la partie du
Dentiste en a certainement autant
besoin que les autres.

1°. La *Physiologie* nous donne
les moyens d'opérer sûrement &
sans courir aucun risque, comme
il arrive à ceux qui procédent sans
connoissance anatomique de la
structure des parties sujettes à nos
opérations.

2°. Par l'*Hygine*, on est en état
de donner d'utiles avis, soit pour
procurer aux Dents une bonne
conformation, soit pour les entretenir, les conserver & en prévenir
toutes les maladies.

3°. La *Pathologie*, la Semeioti-
que, nous menent à la connoissance des causes des symptômes & des

ſignes qui nous indiquent la ſource
des maladies, leur état, leurs progrès & leurs ſuites. Elles ſont d'u-
ſage en mille cas : lorſqu'on recon-
noit par exemple à la ſeule inſpection des gencives, que la maſſe du
ſang péche en qualité, & qu'il y a
lieu de craindre une hémorragie à
la ſuite de l'extraction d'une Dent,
ainſi que je l'ai pronoſtiqué nombre de fois ; il en eſt de même
quand les gencives, les Dents &
les parties voiſines ſont douloureuſes, ſans que cela provienne immé-
diatement de leur état, mais plutôt de celui des fluides ou de quelque intemperie de l'air & du régime. C'eſt encore un cas où la main
du Dentiſte eſt moins utile que ſes
conſeils. Son office eſt de s'aſſurer
exactement par lui-même de l'état
des choſes, après quoi c'eſt aux
Médecins ou aux Chirurgiens qu'il
doit renvoyer le malade.

4°. Enfin la *Thérapeutique* dont

les trois parties composent tout l'art de guérir, nous apprend à nous gouverner dans la curation des maladies de notre ressort, par des principes sûrs & avec méthode.

Un ou deux exemples de l'application que j'ai faite avec assez de succès dans l'exercice de mon Art de quelques-unes de ces connoissances, suffiront pour justifier l'usage que nous sommes à portée d'en faire, sans sortir de notre profession ni entreprendre sur le ministere d'autrui.

PREMIER EXEMPLE.

Le jeune Vicomte de Rothelin, fils de M. le Marquis de Rothelin, enfant très-précieux ; âgé d'environ 22 mois, étoit dangéreusement malade, & son état allarmoit toute sa famille. Comme on attribuoit la principale cause de sa maladie, à la sortie prochaine de la premiere molaire de lait inférieure du côté droit, M. Faget l'aîné conseilla de me faire appeller pour examiner la gencive qui recouvroit cette Dent, & avoir à ce sujet mon avis. Je visitai la bouche de cet enfant en présence de M. le Marquis de Pont-Saint-Pierre, son ayeul, de M. & Madame de Rothelin, de M. Faget, &c. Je trouvai que la Dent n'étoit point disposée à sortir de trois semaines ou un mois, & j'assurai en conséquence qu'elle ne causoit pas seule l'état du malade, Mais en observant ce qui se passoit dans sa bouche, je pensai que quelques autres Dents, ou quelqu'autre gencive, pouvoit produire cet effet. M. Faget voyant que je me mettois en devoir d'examiner les molaires & les gencives de la machoire supérieure, me dit qu'on n'appréhendoit rien de ce côté-là, les deux premieres molaires de lait étant venuës, & les secondes étant encore fort éloignées de causer de

la douleur par leur fortie. Je lui répondis qu'il me paroiſſoit à propos
d'examiner les deux molaires de
lait déja forties, qui pouvoient
avoir ſur leur couronne quelques
brides reſtées, dont le ſéjour étoit
capable de cauſer un tiraillement
très-douloureux, d'où ſe ſeroit en-
ſuivi la fiévre, & la plûpart des
maux dont cet enfant étoit tour-
menté, même le défaut de ſommeil. En même tems je portai la
vuë ſur l'extrêmité de l'une de ces
Dents, du côté droit vers les enfoncemens & les éminences de la
couronne où j'apperçus une bride
fort déliée, mais fort tenduë. J'é-
xaminai enſuite la pareille où je vis
la même choſe, je le fis obſerver
aux Aſſiſtans & à M. Faget, qui fut
d'avis auſſi bien que moi de couper
ces brides. Je fis cette légere opération, & depuis ce tems l'enfant alla
beaucoup mieux, juſqu'à ce qu'au
bout d'environ un mois, je coupai
encore

encore une bride semblable, qui étoit restée sur la Dent de lait dont il s'étoit agi en premier lieu, dans la machoire inférieure du côté droit.

On me fit remarquer à cette occasion les gencives où manquoient les quatre Dents canines, & dont la grosseur indiquoit, disoit-on, qu'elles perceroient dans peu de jours, ce qui contribuoit beaucoup à l'indisposition de l'enfant qui étoit toujours malade. On trouvoit sur ce fondement qu'il n'y avoit rien à lui faire, que de laisser percer ces Dents. Après avoir bien observé ces gencives, je répondis qu'aucune des Dents dont on soupçonnoit la sortie prochaine, ne paroîtroit au plutôt de trois ou quatre mois ; que ce seroit par conséquent une erreur très-dangéreuse que de ne pas traiter cet enfant suivant la nature de sa maladie, où je ne voyois pas que

les futures canines euſſent part.
J'ajoûtai qu'il falloit le dire à MM.
Boyer & Faget, afin que ſans avoir
égard à la prochaine ſortie de ces
Dents, ſur laquelle on rejettoit
tout le mal, ils puſſent ſoulager
l'enfant. Ces Meſſieurs en conſéquence traiterent le malade conformément à ſon état, & il y eut
un tel changement chez lui, que
deux mois après on délibera de lui
faire quitter le lait de la nourrice.
Mais comme on craignoit qu'il n'y
eût alors quelqu'une des Dents
qu'on attendoit depuis long-tems
prêtes à percer, & que les douleurs
qu'elle pourroit cauſer jointes à
l'effet du ſevrage qui ne ſe fait pas
ſans peine pour l'enfant, ne fiſſent
un tort conſidérable au jeune Vicomte, & ne le fiſſent même ſuc-
comber, attendu le mauvais état
où il étoit réduit par la longueur du
mal, je fus mandé pour conſtater
l'état des gencives, & donner mon

avis fur ce qu'on vouloit faire
avant le froid de l'arriere - faifon ,
fi la fortie des Dents n'étoit pas
trop prochaine. Après avoir examiné de nouveau la bouche de
l'enfant , je fis mon rapport des
difpofitions que j'avois reconnuës
aux gencives , & je garantis qu'il
ne perceroit aucune Dent avant
fix femaines ou deux mois , ce qui
donnoit le tems de faire le fevra-
ge , & de faire perdre à l'enfant
l'habitude du lait de fa nourrice.
Sur mon avis il fut fevré dès le jour
même.

Peu de tems après , le jeune Vicomte n'ayant pas été fort dérangé
par l'abandon de la nourrice , on
m'appella pour fçavoir fi les gencives étoient encore dans l'état où je
les avois trouvées , & fi je penfois
qu'on pût l'emmener à la Campagne , fans qu'il y eût du danger pour
lui , au cas que quelques Dents
vinffent à fortir. Je fatisfis à ces

deux points, & l'enfant fut mené
en campagne. Etant retombé malade au bout de quelque tems, on
prit le parti de le transporter à Paris, & l'on manda d'abord MM.
Molin, Boyer, Peyrat & Faget. Ils
convinrent tous qu'avant de déli-
bérer sur le traitement, il falloit
s'assurer si les Dents pour être prêtes à percer & difficilement, ne
contribuoient pas à la maladie, ou
même ne la produisoient pas. Comme on me fit l'honneur de vouloir
avoir mon avis, je devois en conséquence me trouver à cette con-
sultation, où je fus appellé ; mais
ces Messieurs par rapport à leurs
affaires, la firent à une heure différente de celle qu'on m'avoit assi-
gnée, ce qui fit qu'ayant visité la
bouche en particulier, & bien examiné les dispositions de l'enfant,
j'assurai que l'état du malade ne
provenoit nullement ni des Dents
que l'on attendoit, ni de l'inflam-

mation ou irritation des gencives
occafionnée par leur fortie prochaine. Le réfultat de ma vifite fut
rapporté à ces Meffieurs, & ce fut
après être raffurés du côté des
Dents, qu'ils firent choix d'un
traitement dont le fuccès a été fi
heureux, que la fanté du jeune
Vicomte a été entiérement rétablie. A l'égard des Dents que l'on
attendoit dès le mois de Juillet
1744, elles n'ont commencé à
percer qu'au mois de Février 1745,
& ç'a été fans accident, fans facheux fimptômes & fans beaucoup
de douleur.

On voit par cet exemple, que fi
cet enfant doit la fanté dont il
joüit depuis ce tems à l'heureux
choix du traitement qui a été fait,
j'ai du moins déterminé ce choix
par mon rapport qui l'a précedé,
& dont le diagnoftic & le pronoftic
fe font trouvés également vrais.

DEUXIEME EXEMPLE.

A la fin de Juillet 1744, Mademoiselle de Maulde, fille de M. le Comte de Maulde, âgée de près de deux ans & demi, étant dangéreusement malade & tourmentée d'une très - grande fiévre, MM. Bourdelin & la Graves, ses Médecin & Chirurgien, ainsi que Madame la Comtesse sa mere, attribuoient son état à la prochaine sortie de quatre Dents. Cette Dame sur ces entrefaites me fit venir à l'occasion de quelque mal de Dent qu'elle avoit aussi, elle me parla de la maladie & de l'état dangéreux de sa fille; & pour me faire voir sur quel fondement on accusoit de tout ce désordre quatre Dents prêtes à percer, elle me dit que l'enfant avoit ses vingt Dents de lait, & qu'on remarquoit pourtant aux gencives qu'il alloit lui en percer encore quatre autres au

fond de la bouche, c'eft-à-dire,
une de chaque côté des deux machoires. Je lui répondis que l'enfant n'avoit pas fes vingt Dents de
lait, ou qu'il ne lui en venoit point
d'autres, comme on le croyoit,
parce que la chofe étoit impoffible; que le fait méritoit bien d'ê-
tre éclairci, pour ne point faire de
ces bévûës qui caufent la mort à
tant d'enfans, faute d'avoir appro-
fondi la caufe des maladies qu'on
attribuë au hazard à la fortie trop
difficile de quelques Dents. Après
une petite conteftation, où j'infif-
tai fur la néceffité de vifiter la malade, l'examen de fa bouche fut
fixé au lendemain. Mon rapport
fut que toutes les Dents qui avoient
dû venir jufqu'alors étoient venuës,
que l'état où fe trouvoit l'enfant
n'étoit pas caufé par les Dents,
que ni celles qui étoient forties,
ni celles qu'on croyoit prêtes à
venir, ni avoient abfolument au-

cune part, par ce que toutes les Dents de lait étant bien sorties & de bonne qualité, elles ne pouvoient causer maintenant de mal, & que celles qu'on attendoit étoient d'autant plus éloignées de produire de si facheux simptômes, qu'elles n'étoient pas prêtes de paroître, & ne sortiroient de plus de trois ans & demi ou quatre ans. J'ajoûtai que si l'on vouloit sauver la vie à l'enfant, il ne falloit point du tout songer aux Dents par rapport à la maladie présente, mais se retourner comme on dit d'un autre côté, pour faire choix d'un traitement convénable à la nature du mal. Madame de Mauldé me répondit que sa fille étant plus avancée que ne le font ordinairement les enfans de son âge, il pouvoit arriver que des Dents qui ne viennent à d'autres que bien plus tard, fussent un peu précoces chez elle, & qu'en ce cas la prévention qu'on

avait.

avoit ici par rapport aux Dents
feroit jufte. Je repliquai qu'à la
vérité quelques fujets prématurés
avoient par extraordinaire certaines Dents, ou quelquefois toutes plutôt qu'une infinité d'autres
fujets du même âge ; mais que la
différence à cet égard ne rouloit
que fur quelques mois, ou tout
au plus une année d'avancement :
qu'à l'égard des premieres groffes
molaires, qui étoient les Dents qu'-
on attendoit alors inutilement, &
non fans danger pour l'enfant malade, elles ne venoient d'ordinaire qu'entre fix ou fept ans : qu'enfin on les regardoit comme Dents
prématurées & dont la fortie étoit
dangereufe, lorfque par une difpofition rare & extraordinaire,
elles paroiffoient vers les cinq ans
& entre cinq & fix. Madame de
Maulde préoccupée de l'appari-
tion prochaine de ces molaires,
ne fe rendoit point & prétendoit

H h

qu'auſſi par extraordinaire, il pouvoit arriver que ces mêmes Dents vinſſent à ſa fille, & fuſſent la cauſe du triſte état où elle ſe trouvoit. Je repartis que ſi le fait par impoſſible arrivoit jamais, il ſeroit regardé par tous les bons Phyſiciens comme un Phénomene le plus ſurprenant du monde. Elle inſiſta & me dit encore, qu'on voyoit des enfans naître avec des Dents, tandis que d'autres en avoient à peine à deux ans : qu'ainſi l'on pouvoit inferer de ces variations quelque choſe de particulier pour ſa fille. Je convins que ce dernier cas étoit très poſſible, & même qu'il n'étoit pas ſi rare ; mais j'ajoûtai qu'il n'avoit lieu que pour les inciſives de lait, & jamais pour les Dents des autres claſſes.

Le reſultat de tous ces raiſonnemens que j'ai cru devoir rapporter pour l'inſtruction de ceux

qui ont des enfans, fut d'être
convaincu que les Dents ne caufoient point la maladie de Mademoifelle de Maulde. Il fallut con-
fequemment changer de batterie,
& par le bon choix du traitement
elle eft échappée du danger extrême où l'avoit plongée une pure
méprife.

Voilà comme il arrive fouvent
qu'on attribue dans l'enfance aux
Dents, des maladies qui n'en proviennent point;erreur qui fait pe-
rir une infinité de fujets. Mais il
faut avouer auffi que les Dents
caufent bien des maladies, tant
chez les enfans que chez les adultes, & en emportent même un
grand nombre,fans qu'on les foup-
çonne d'y avoir la moindre part,
ce qui eft une erreur auffi dangereufe & non moins frequente que
la premiere. Or de quelle importance n'eft-il pas de fe faire affurer par le Dentifte dans les diffé-

rens cas qui se presentent, de l'état de la bouche d'un enfant avant de se décider sur sa maladie, soit pour le choix du traitement, soit pour le suspendre; & n'est-on pas coupable des accidens qui arrivent tous les jours, pour avoir negligé un avis utile dont dépendoit le salut du sujet ? En effet si dans les diverses maladies qui surviennent aux enfans, & où les Dents peuvent faire complication, on étoit soigneux de faire examiner leur état, pour sçavoir si l'on peut les médicamenter, sans avoir rien à craindre du côté des Dents, ou s'il faut differer les remedes pour ne pas les rendre inutiles, ou même dangereux par leur rencontre avec la sortie des mêmes Dents qui ne fatiguent déja que trop; on peut dire, sans rien outrer, qu'on sauveroit la vie à une grande partie des enfans qui sont emportés dans ces circonstances.

Pour terminer ce chapitre & l'ouvrage entier, on trouvera bon que je place ici la petite recapitulation que j'ai annoncée.

Comme c'est au public que l'on est comptable & du talent & de son produit, je crois qu'on ne sçauroit me blâmer de calculer mes acquisitions; & je les remets sous les yeux du Lecteur, soit pour confondre mes envieux, soit pour les mettre en état de me confondre moi-même, si j'étois capable de me parer de celles d'autrui. (*a*)

Les principes que j'ai établis dans mon *Essai* (p. 16. & suivantes) pour bien disposer les germes des Dents du côté de la Mere & de la Nourrice & ce que j'y ajoûte (p. 36 *& suiv.*) du present Ouvrage, sont si neufs que j'apprehende aussi peu d'être convaincu de plagiat, que d'être contredit.

Ce que j'ai dit p. 39. de l'*Essai*,

(*a*), Voyez l'Avertissement page. VIII.

des convulfions , & autres fympto-
mes qui accompagnent la fortie
des Dents , roule fur des effets connus , mais qu'on ne trouvera dans
aucun endroit approfondis & de-
velopés comme ils le font dans
mon Ouvrage.

Les caufes & les effets finguliers
de l'Erofion (p. 58.) font une pure découverte , & j'ofe dire qu'on
ne connoiffoit que le nom de la
maladie.

Tout ce que l'on trouve à la p.
82. fur l'ordre du renouvellement
des Dents , les caufes du mauvais
arrangement de ces petits os , les
accidens que caufent les debris ou
reftes des Dents de lait , cariées
par leur féjour dans les gencives &
les alvéoles &c. ainfi que ce qui eft
rapporté fur cette matiere (p. 168
& fuiv.) de ce prefent Ouvrage , eft
une fuite d'obfervations également
importantes , neuves & curieufes.

Toute l'hiftoire des Dents de

lait, l'ordre de leur chute, l'exiſtence de leurs racines, & les ſuites de leur carie rapportées p. 98, 105 & 111 de mon Eſſai & confirmées p. 287 *& ſuiv.* du nouvel Ouvrage, ſont une ſuite de découvertes juſtifiées par celui de M. Fauchard, où l'on voit le fait des racines des premieres Dents encore indécis.

Les moyens que je propoſe (p. 127 de mon Eſſai) pour procurer aux Dents un arrangement convenable dans le tems qu'elles ſe renouvellent, & les inconveniens que je juſtifie (p. 139) reſulter de leur inégalité, ſont des obſervations neuves & dont aucun Dentiſte avant moi n'a donné, que je ſache, aucune notion.

Les cauſes particulieres de la carie que je déduis (p. 144) ſont des obſervations du même genre.

Toutes mes remarques ſur la cavité des Dents & la varieté de ſa

profondeur p. 150 de l'Essai & p.
330 *& suiv*. du nouvel Ecrit, sont
des connoissances qui m'appartiennent.

Le present Ouvrage qui est la suite de mon Essai, contient encore
nombre d'autres observations aussi
neuves. Routes différentes de la carie par lesquelles elle se communique aux dents & passe des unes aux
autres, (p. 165 *& suiv*. & 220 *& sui*.
découverte importante & vraye.

Véritable cause de l'accumulation progressive du tartre, (pag.
224) matiere bien plus éclaircie
qu'elle ne l'avoit encore été.

Moyen également sur & simple pour fixer les pieces de la machoire inférieure, dans le cas d'une
fracture la plus complette. (p. 272
& suivantes.)

Premieres dispositions des alvéoles, tant des grosses que des petites molaires, soit dans leur état
naturel, soit dans le tems que les
derniers ne contiennent que la

couronne de celles de lait. Changement qui se fait aux uns & aux autres, avec l'accroissement du corps des dents, & de leurs racines. Autre changement qui se fait à la substance osseuse & spongieuse aux bords & aux parois des alvéoles & aux cloisons qui séparent les racines; effets qui s'ensuivent &c. Changement qui se fait encore à la substance osseuse & spongieuse de l'intérieur des alvéoles. Destruction de cette substance, & son remplacement par des carnosités. Enfin autre changement qui arrive à l'intérieur des alvéoles. Carnosités détruites par une matiere tartareuse & remplacées par cette matiere. Toutes ces remarques contenues à la pag. 303 & suivantes du present Ouvrage, ont avec le mérite de la nouveauté, la vérité Physique & l'expérience, qui font seuls le prix des objets qui s'annoncent pour des découvertes, & qui en méritent le nom..

Impropriété du nom de Racines.

Je me suis servi jusqu'ici du nom de Racines dans mes Ouvrages, en parlant de la partie de la Dent engagée dans l'avéole pour m'accommoder à l'usage ; mais j'ose avancer que ce nom est impropre, quoiqu'il subsiste de tous les tems, ainsi qu'on le voit par les livres de Medecine & de Chirurgie, où il est parlé des Dents. Comme j'ai suivi depuis le moindre commencement, l'accroissement progressif de ces parties, jusqu'à sa perfection ; je pose en fait que je n'ai employé le nom de Racines, que pour ne pas dépaïser trop promptement le Lecteur , & pour m'accorder avec le terme reçu jusqu'ici ; mais à dessein de lui substituer celui de jambes ou pieds , comme exactement propre , suivant qu'on peut le reconnoître par les descriptions , & démonstrations d'accroissement concreffif, mentionné tant dans l'*Effai*, que dans ce dernier Ouvrage ; ce qui fait qu'on parlera infiniment plus jufte , quand on dira que les groffes molaires fuperieures , ont ordinairement trois jambes, les inférieures deux , les petites molaires une, & ainfi des canines, & incifives.

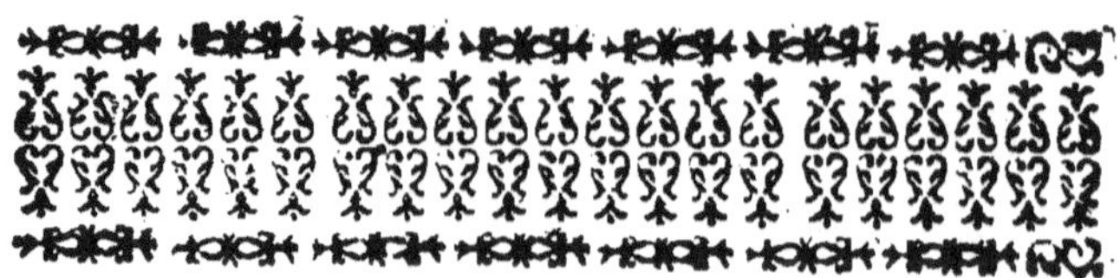

PHARMACIE
ODONTALGIQUE,
OU
TRAITÉ
DES MEDICAMENS
SIMPLES ET COMPOSE'S,

Propres aux maladies des Dents, &
des différentes parties de la bouche
à l'usage des Dentistes.

L'ART du Dentiste, comme toutes les autres parties de la Chirurgie, consiste en operations de la main, & en remedes topiques. Si l'ignorance & la mauvaise foi abusent cruellement tous les jours des premiers moyens,

c'eſt principalement dans les compoſitions empiriques, que triom-
phe la charlatannerie. Je n'ai rien
à ajoûter à ce que j'ai dit ſur cet
abus dans mon *Eſſai* (p. 178. &
191.) le plus ſur eſt d'oppoſer aux
ſecrets dont le myſtere eſt toujours
ſuſpect, les Medicamens reçus &
pratiqués par les Maîtres de l'Art.

Or pour être de plus en plus utile au Public, j'ai cru devoir former de tous nos remedes un petit
corps de Pharmacie, principalement en faveur des jeunes Dentiſtes, & comme c'eſt eſſentielle-
ment pour eux que j'écris, je n'ai
pu me diſpenſer de ſuivre l'ordre
qui m'a paru le plus propre à leur
inſtruction. Ainſi je commence par
la définition des Médicamens que
je diviſe en ſimples & en compoſés. Enſuite je décris méthodique-
ment leurs proprietés, leurs vertus, & les dégrés de leurs qualités ſpecifiques. Après quoi je donne quelques compoſitions.

CHAPITRE PREMIER.

Des Médicamens simples propres aux Dentistes. Premiere division suivant leurs espéces.

LA matiere des Médicamens simples propres aux Dentistes se tire des Vegetaux, des Animaux, de l'Air, de la Terre, & des Eaux. Les Vegetaux fournissent les racines, les bois, les écorces, les feuilles, les fleurs, les semences ou graines, les fruits, les sucs, les liqueurs, les gommes.

On tire des Animaux ou de leurs parties, les os, la graisse, la moëlle, le sang, le lait, les excrémens, les coquilles, &c.

L'Air nous donne la manne que Galien appelle le miel aërien, & la rosée.

La Terre nous offre plusieurs es-

peces de terres , avec les métaux ,
les mineraux , les pierres , les sucs
condensés , &c.

La Mer & d'autres Eaux produisent l'ambre , le bitume , le corail ,
l'éponge , le sel , &c.

§. I.

*Médicamens simples tirés des Plan-
tes & des Arbres.*

Racines de	Romarin.
Guimauve.	Canelle.
Chiendent.	Santal rouge.
Aristoloche.	*Ecorces de*
Bistorte.	Citron.
Pirette.	Grenade.
Luzerne.	Orange amer.
Reglisse.	Encens.
Iris ou Glayeul.	Macis.
Tormentille.	*Feuilles de*
Ache.	Chêne ou Gland.
Salsepareille.	Mauve , & Gui-
Souchet.	mauve.
Iris de Florence.	Parietaire.
Gingembre.	Sauge.
Bois de	Hysope.
Gayac.	Coclearia.

Romarin.
Veronique.
Nicotiane ou Ta-
bac.
Cresson de Fon-
taine.
Sumach.
Ronce.
Saffran.
Fleurs de
Ligustrum.
Saffran.
Sauge.
Romarin.
Semences , Graines
& Grains de
Moutarde.
Ecarlate ou Ker-
mes.
Orge.
Fruits.
Glands.
Cloux de gerofles.
Citron.
Cotton.
Figues.
Grenade.

Poivre noir.
Poivre long.
Raisins de Damas.
Balaustes.
Noix muscades.
Sucs liquides de
Citron.
Grenade.
Sucs condensés.
Camphre.
Cire.
Miel.
Beaume du Perou.
Sucre.
Sang de dragon.
Gommes.
Elemi.
Encens.
Euphorbe.
Laudanum.
Mastic.
Myrrhe.
Poix.
Resine de Tacama-
que.
Resine de Caregn-
ne.

§. II.

§. II.

Médicamens simples pris des Animaux.

Insectes.
Cantharides.

Parties des Animaux.
Cervelle de lievre.
Moelle de lievre.
Cervelle de cochon.
Cervelle de cheval.
Dent de vipere mâle.
Dent de loup.
Chair de veau.
Cretes de coq.
Corne de cerf.

Coquilles & Os.
Nacre de perle.
Coquille de seches.
Os de jambes de bœuf.
Os de pied de mouton.

Dent d'élephant.
Dent de cheval marin ou hypopotame.
Dents de vache marine.
Os de seches.
Coquilles d'œufs.
Coquilles d'escargots.

Laits
de Femme.
de Vache.
Beurre frais.

Excrémens.
Urine humaine.
Crotes de chat sauvage.
Laine grasse.
Poil de lievre.
Soye.
Musc.

Médicamens simples pris de la Terre de la Mer, & des Eaux.

Terres.
Bol d'Armenie.
Tale.
Terre sigillée.
Terre du Japon ou cachou.

Métaux.
Or.
Argent.
Acier.
Etain.
Plomb.

Pierres communes.
Cristal.
Hematite.
Jaspe.

Pierre ponce.
Pierres précieuses.
Perles.
Sucs condensés.
Alun.
Nitre.
Sel gemme.

Productions de la Terre.
Sel commun.
Ambre gris & jaune.
Corail rouge & blanc.
Eponge.

CHAPITRE SECOND.

Division des Médicamens simples suivant leurs qualités générales.

ON considere dans les Médicamens simples, deux sortes de qualités générales ; les unes manifestes, les autres ocultes ou cachées. Les qualités manifestes sont celles qui produisent des changemens sensibles, comme les Médicamens chauds causent de la chaleur aux parties sur lesquelles ils sont appliqués & les froids leur causent de la froideur.

Les Médicamens de qualités manifestes se divisent en temperés & altérans. Les médicamens temperés sont conformes au temperamment de l'homme ; les intemperés ou altérans produisent dans le corps ou à ses parties quelqu'une des quatres premieres qualités, qui

Ii ij

font la chaleur, la froideur, l'humidité & la fécherefſe.

Les qualités des altérans font auffi de deux fortes qu'on appelle premieres & fecondes qualités. Les premieres qualités foņt le premier fentiment produit par les Médicamens dans quelque fujet , comme la chaleur cáuſée par l'application d'une fimple : les fecondes qualités font l'effet qui fuit néceſſairement dů premier , comme lá rarefaction produite en conſéquence de la chaleur , fur le fujet , ou fur là partie où la même fimple a été appliquée.

On obferve encore dàns les qualités générales des Médicamens quatre dégrés, & dans chacun dẽ ces dégrés trois dimenſions. Ainſi les Médicamens chauds , froids , humides & fecs , font tels au premier, au fecond , au troifiéme , ou au quatriéme dégré , & l'on confidere dans chaque dégré le com-

mencement, le milieu, & la fin.
L'eau, par exemple, étant dans
un vaisseau sur le feu est tiéde au
commencement, & par conséquent temperée, mais devenue un
peu plus chaude ou plutôt sans aucun sentiment de la froideur qui
lui est propre, elle est alors au premier dégré ; sa chaleur ensuite é-
tant plus sensible, on dit elle est
au second dégré. Lorsqu'elle est au
point que par sa chaleur le senti-
timent en est douloureux, elle est
au troisiéme dégré & enfin quand
elle est bouillante & qu'elle brule,
elle est au quatriéme dégré. Cette gradation s'applique aux Médicamens.

§. I.

Médicamens simples temperés.

Figues.
Gomme Elemi.
Raisins de Damas.
Jus de Reglisse.

§. II.

Médicamens simples chauds au premier dégré.

Racines de	Gommes & Excremens.
Guimauve.	
Reglisse.	Laudanum.
Fruits.	Beurre frais.
Noix de Cyprés.	
Raisins de Damas.	

§. III.

Médicamens simples chauds au second dégré.

Racines	Fleurs de
d'Ache.	Romarin.
de Souchet.	Gerofle.
Bois & Ecorces de	Saffran.
Canelle.	*Gommes & Resines.*
Encens.	Encens.
Gayac.	Laudanum.
Macis.	Mastic.
Feuilles de	Myrrhe.
Romarin.	
Sauge.	
Veronique.	

§. IV.

Médicamens simples chauds au troisieme dégré.

Racines de	Liqueurs & Gommes.
Glayeuls Iris ou Flambe.	Vin vieux.
Feuilles de	Poix.
Aristoloche ou Sarrazine.	*Mineraux.*
Hysope.	Alun.
Rhüe.	Nitre.
Ecorce de Macis.	Sel.

§. V.

Médicamens simples chauds au quatriéme dégré.

Racines de	Fruits.
Pirrettes.	Poivre.
Semences.	*Gomes.*
Moutarde.	Euphorbe.

§. VI.

Médicamens. simples froids au premier dégré.

Racines & Feuilles de	Grains
Mauve.	Orge.
Myrthe.	*Fruits*
Parietaire.	Citron.
Fleurs	*Sucs condensés*
Roses.	Sang de Dragon.

§. VII.

Médicamens simples froids au second dégré.

Feuilles de	
Plantain.	
Sumach.	

§. VIII.

Médicamens simples froids au quatriéme dégré.

Liqueurs condensées
Opium.

§. IX.

§. IX.

Médicamens simples humides au premier dégré.

Racines de	
Mauve.	Parietaire.
Reglisse.	Mauve.
Buglosse.	*Fruits.*
Feuilles de	Chair de Citron.
Buglosse.	

§. X.

Médicamens simples humides au quatriéme dégré.

Opium.

§. XI.

Médicamens simples secs au premier dégré.

Racines de	*Feuilles de*
Guimauve.	Myrthe.
Ronce.	

K k

	Fleurs		Grain
Roses.		Orge.	
Saffran.			Gommes
		Encens.	

§. XII.

Médicamens simples secs au second degré.

	Feuilles de		Gommes
Plantain.		Mastic.	
Romarin.		Myrrhe.	
	Fruits		Poix seche.
Noix de Cyprés.			

§. XIII.

Médicamens simples secs au troisiéme dégré.

	Racines	Poivre.	
d'Ache.			Sucs & Liqueurs
Canelle.		Camphre.	
	Feuilles	Vinaigre.	
d'Ache.			Mineraux
d'Hysope.		Alun.	
de Rhue.		Sel terrestre.	
	Fruits		
Cloux de Gerofle.			

CHAPITRE TROISIEME.

Division des Médicamens simples suivant leurs qualités particulieres.

J'Ai fait remarquer dans le précedent Chapitre que les secondes qualités des Médicamens simples dérivoient des premieres. Ces qualités secondes ou particulieres s'étendent fort loin, & sont conséquemment susceptibles d'une infinité de divisions. Les Médicamens chauds par exemple se divisent en anodins, attenuans ou incisifs, attractifs, caustiques, corrosifs, detersifs, mondificatifs, &c. Nous nous bornerons pour les uns & les autres à décrire les qualités particulieres des Médicamens qui sont à notre usage.

§. I.

Matiere des Médicamens chauds anodins.

Racines de Guimauve, de Lys, de Mauve.
Feuilles de Mauve,
Fleurs de Saffran.
Orge.
Graiffe de Poule ou de Coq.
Lait de Femme & de Vache, Beurre frais, jaune d'œufs.
Laine graffe.
Onguent d'Altéa.

§. II.

Médicamens Attenuans ou Incififs.

Racines d'Ache, d'Ariftoloche, d'Iris.
Feuilles d'Hyfope, de Romarin, de Rhüe.
Moutarde.
Huiles ou effenfes de Gerofle, Canelle, Ambre jaune.

§. III.

Médicamens Attractifs.

Racines d'Aristoloche ronde , d'Iris,
de Pirrete.
Moutarde.
Miel.

§. IV.

Médicamens Cathérectiques.

Racine d'Aristoloche ronde sechée au
four.
Alun brulé ou calciné , & Vitriol aus-
si calciné.
Huile de Souffre & de Vitriol.
Eau forte.

§. V.

Médicamens Caustiques & Escaro-
tiques.

Cendre de Fresne.
Sel gemme , Nitre , Vitriol Ro-
main.

§. VI.

Médicamens Détersifs ou Mondificatifs.

Racine d'Aristoloche longue & ronde,
  & de Plantain.
Feuilles d'Ache & de Plantain.
Farine d'Orge.
Sucre, Aloës.
Vin & lie de Vin.
Lait doux, Lait clair, Miel, Urine
  humaine, jaune d'œuf.
Encens, Mastic & Myrrhe.
Alun, Sel commun, Nitre, Vitriol.

§. VII.

Médicamens Glutinatifs.

Racine de Plantain.
Gros Vin.
Encens & Myrrhe.
Aloës.
Bol d'Armenie & Terre sigillée.

§. VIII.

Médicamens Emolliens.

Racines de Guimauve, d'Iris, de Lys blanc, de Reglisse.

Feuilles de Mauve, de Guimauve, de Lys.

Figues grasses, Jujubes, Raisins de Damas.

§. IX.

Médicamens Resolutifs.

Racines de Guimauve, de Lys blanc, d'Hysope, de Mauve, & de Romarin.

Figues seches.

Farine d'Orge, & Son.

Eau tiede, Eau Vulneraire, Eau de Lys blanc.

Graisses de Poules, de Coq, de Cochon, de Veau & Beurre frais.

Encens, Laudanum, Myrrhe.

Huiles de jaunes d'œufs, d'Iris, de Jasmin, Violat.

Huile repercussive de Coing.

§. X.

Médicamens Sarcotiques.

Racines d'Ariftoloche, & d'Iris.
Feuilles d'Ariftoloche, de Plantain.
Vin, Sucre, Aloës.
Farine d'Orge.
Encens, Maftic, Myrrhe & fang de
Dragon.

§. XI.

Médicamens Supuratifs.

Racines de Bugloffe, Guimauve, Mau-
ve & Lys blanc.
Feuilles de Bugloffe, Guimauve, Mau-
ve & Parietaire.
Orge & graine de Lin.
Dattes graffes, Figues graffes, Raifins
de Damas.
Farine de Froment & d'Orge, mie de
Pain de Froment.
Laudanum.
Beure frais, Cire jaune & vierge, jau-
ne d'œufs & Miel.
Graiffes d'Oye, de Poule & de Coq.

§. XII.

Médicamens froids Aftringens.

Racine de Tormentille.
Ecorce de Grenade , calice de Gland.
Feuilles de Plantin , de Myrthe.
Rofes.
Grenade , noix de Cyprès.
Gros Vin.
Ivoire brulé , Mumie.
Sang de Dragon , Maftic.
Pierre hematile , Bol d'Armenie , Ter-
re figillée.
Fer.
Ambre jaune , Corail & Perles.
Eaux d'Ofeille , de Plantain , de Pour-
pier, de Rofes.
Sirops de Grenades , & de Rofes fe-
ches.

§. XIII.

Médicamens Emplaftiques chauds
& froids.

Racines de Guimauve , de Mauve , de
Lys.
Feuilles de Mauve.

Figues, Raisins de Damas.

Alun, Bol d'Armenie, Terre sigillée.

Encens & son écorce, Mastic, sang de Dragon, Poix.

Graisses recentes, & moëlles de Bêtes à quatre pieds.

Beurre, blanc d'œufs & Cire.

Ambre jaune, Corail, & les Huiles temperées.

CHAPITRE QUATRIEME.

Des Médicamens composés propres aux Dentistes.

§. I.

De la Fomentation.

LA Fomentation est un Médicament externe, ou une decoction composée de liqueurs convenables & dans laquelle entrent Racines, Feuilles, Fleurs & Semences. On l'appelle ainsi parce qu'on en étuve les parties malades en les fomentant, pour les échauffer, ramolir, en adoucir les douleurs, refoudre, diffiper, deffécher, déterger, rafraichir, reftraindre, & pour procurer le repos au malade.

La liqueur convenable pour la Fomentation, eft ordinairement l'eau commune de riviere ou de fontaine ; on y ajoûte quelquefois du vin blanc & de l'eau de vie : quelquefois on fe fert d'eau de forges, de lait, d'huile ; d'un mélange d'eau & de vinaigre, d'Oxyrhodin feul ou mélangé.

La qualité des racines, feuilles, fleurs & femences pour la décoction fe décide par le befoin & fuivant l'Ordonnance du Médecin ou Chirurgien dont il convient de prendre l'avis, furtout dans les accidens graves, & dans ceux qui viennent extérieurement aux parties de la bouche.

La quantité des racines eft de

deux de trois, ou de quatre ; celle
des fleurs, d'une, de deux, ou
trois pincées ; celle des femences
à proportion.

Il faut que le tout foit frais,
& bien fain, bien nettoyé furtout,
& lavé. On reduit la décoction à
peu près à la moitié, ou même au
tiers, fuivant le befoin.

Le tems de faire ufage de la Fomentation eft lorfque la maladie
la requiert, par fon opiniâtreté &
par fa durée. On la renouvelle au
moins d'heure en heure.

Le mélange d'eau & de vinaigre
appellé vulgairement *Oxycrat* doit
être en état d'être bu au befoin.
On l'effaye pour cet effet fur la
langue. Il arrête l'Hemoragie dans
toutes les parties du corps & particulierement à la bouche, & il
adoucit l'ardeur de l'inflammation.

L'Oxyrhodin eft un mélange
d'huile rofat, d'eau de Rofe, & de

vinaigre rofat. On peut mettre parties égales, ou à peu près de chaque drogue, & les mêler enfemble.

La maniere d'en ufer, eft de
tremper un linge plié, une éponge, ou du coton, & d'en baffiner
l'endroit malade, qu'on en garga-
rife auffi, s'il eft néceffaire.

§. II.

Du Cataplafme.

Le Cataplafme eft un Médicament externe ou topique fait a-
vec fruits, racines, feuilles, femences, fleurs recentes, & pilées
ou cuites jufqu'à ce qu'elles foient
en bouillie, aufquels on ajoûte mucilages, poudres, fari-
nes, graiffes, & huiles pour adoucir les douleurs, amolir, meurir,
faire fupurer, attirer, refoudre,
relâcher, repercuter, & reftraindre. La qualité des ingrediens doit

être dirigée, comme je l'ai dit au précedent article.

La maniere de s'en servir est, après avoir fomenté & bien étuvé la partie, de l'étendre sur un linge en double, de l'appliquer sur la joüe, sans le serrer, ni le presser, & de l'assujettir legerement par un bandage contentif.

Le tems d'user du Cataplasme est dès le commencement de la maladie, aussi-tôt qu'il est jugé nécessaire, & cela le matin, le soir & à toute heure; on le change lorsqu'il est refroidi ou seché. Il faut que la saignée precede lorsqu'il est à propos d'en faire.

§. III.

Du Liniment.

Le Liniment est un topique composé d'huiles seules ou mélangées avec d'autres ingrediens pour adoucir les douleurs, hu-

mecter , amollir , attenuer , inci-
ser, resoudre, fortifier, rafraichir,
restraindre , & procurer du repos
au malade.

On fait choix de la qualité des
huiles , suivant les cas , ainsi que
des ingrediens qui sont commu-
nement cire , beurre , graisse ,
moëlle nouvelle ou vieille , &c.

La maniere de s'en servir est
après avoir fomenté la partie malade, de l'en bassiner ou gargariser
soir & matin , dans le cours de la
journée , & même la nuit suivant
le besoin.

Le Liniment ne différe de l'onguent qu'en ce qu'il est plus li-
quide.

§. IV.

Du Cerat.

Comme le Cerat sert quelquefois aux playes de la bouche , telles que les paroulis , ulceres , chan-

cres & fistules, ainsi que dans la cure de la carie des avéoles, j'ai cru devoir en faire mention.

Le Cerat est donc un topique autrefois composé de cire seulement, mais où 'l'on fait encore entrer maintenant des graisses, des gommes, & des poudres minerales au besoin. Il sert à échauffer, fortifier, digerer & mondifier, suivant les différens cas qui l'éxigent.

§. V.

De l'Emplastre.

L'Emplastre est un topique composé de toutes sortes de Médicamens simples, vegetaux, animaux, mineraux, & métalliques, dont le choix dépend de l'usage auquel on le destine. Il est différent de l'onguent, en ce qu'il a plus de consistence, qu'il s'attache à la partie

sur

fur laquelle on l'applique & bouche les pores du cuir.

§. VI.

Du Veſicatoire.

Le Veſicatoire eſt un Médicament externe compoſé de Cantharides pulveriſées , & de levain
pour l'ordinaire , avec un peu de
vinaigre , de poudre d'Euphorbe ,
de poivre, & de grains de moutarde. Il s'applique ſur la peau
pour attirer , dériver , & évacuer
les matieres ſereuſes, pituiteuſes &
malignes. On l'étend ſur du linge ,
ſur du cuir , ou ſur du taffetas , &
on le poſe ſur l'artére temporale.

§. VII.

Des Gargariſmes.

Les Gargariſmes ſont des Médicamens externes compoſés d'eaux

diſtilées, ou de decoctions de ſimples en eau commune, dans leſquelles on fait diſſoudre ou l'on mêle ſirops, miel, vinaigre, verjus, jus de citron & autres ingrediens convenables pour les maladies de la bouche.

La maniere de s'en ſervir eſt de rouler la liqueur dans ſa bouche ſans l'avaler; on s'en ſert le matin, le ſoir, & à toute heure ſuivant le beſoin.

§. VIII.

Du Maſticatoire.

Le Maſticatoire eſt un Médicament externe compoſé d'ingrediens acres & de legere ſubſtance, reduits en poudre & mêlés avec miel, ſucre, ou liqueurs propres. On en fait une pâte ou des paſtilles de la forme qu'on veut, & on les tient dans la bouche, afin d'attirer la pituite du cerveau qui en tombant sur les machoires cause la carie aux Dents.

Quoique les ingrediens du Masticatoire, tels que la moutarde, la racine de Pirette, le poivre, le gingembre &c. soient chauds, ils sont du goût de bien des personnes.

§. IX.

Des Dentifrices.

Les Dentifrices sont des Médicamens externes composés d'eaux distilées seules, ou mêlées de poudres & de miel rosat, en forme d'opiat ou de pastilles seches, & reduits en poudre. On s'en sert pour nettoyer, blanchir & affermir les Dents, ainsi que pour fortifier les gencives. La qualité des ingrediens doit être surtout detersive & dessicative.

CHAPITRE CINQUIEME ET DERNIER.

Choix de Recettes ou Compofitions.

Emplâtre pour appaifer les maux de Dents.

ON fait fondre une once & demie de poix avec une once d'huile rofat & autant d'huile de Coing : on y joint du maftic & de l'encens en poudre de chacun un gros, Poivre & Pirette de chacun deux fcrupules. On mêle bien le tout enfemble, & l'on en fait un emplâtre fur du velours ou autre étoffe de foye noire que l'on coupe d'une largeur convénable. On l'applique fur l'artere temporalle, & on l'y laiffe jufqu'à ce qu'elle tombe d'elle même, ou

que les douleurs foyent diffipées.
On le renouvelle s'il eft befoin.

*Gargarifmes deff
icatifs pour laver
la bouche, & guerir les chan-
cres & ulceres caufés par le mal
venerien.*

On prend écorce de bois de
Gayac une once, de la racine
de Salfepareille demie once,
Regliffe une once, Rofes rou-
ges demie poignée, fleurs de
Sauge & de Romarin, de chacune
une pincée. On fait bouillir le
tout dans une chopine d'eau de
riviere l'efpace d'un bon demi
quart d'heure, enfuite on le paffe.
On delaye dans la colature du fi-
rop de Rofes feches & d'Abfin-
the de chacun une once & demie. On s'en lave la bouche fept
à huit fois le jour, & même quelquefois la nuit fi on en a la commodité.

Pastilles, ou Masticatoires.

Prenez racine d'Iris deux gros, Poivre long, Moutarde, Pirette, Agaric, le tout mis en poudre, de chacun un gros. Melez-y du miel de Narbonne en suffisante quantité, & formez-en de petites pastilles de la forme qu'il vous plaira.

Un morceau de Pirette simple ou trempée une nuit dans de fort vinaigre avec un peu de feuilles de Sauge fait à peu près le même effet, & peut tenir lieu de pastilles. Il en est de même d'une forte de Tabac qui vient d'Angleterre filé aussi fin que de la petite ficelle, & qui est très-bon pour faire jetter des eaux le matin, en le tenant dans la bouche à jeun l'espace d'une demi heure ou de trois quarts d'heure.

Dentifrice liquide pour blanchir & affermir les Dents..

Prenez Sel gemme quatre onces, Alun trois onces, Corail, Tartre de Montpellier, écorce de Citron de chacun une demie once, corne de Cerf brulée deux gros, Vinaigre quatre onces, eau de Roses six onces. Distillez le tout au bain marie dans une cornue, à feu lent, & gardez-le pour le besoin.

On en prend environ une cueillerée dans laquelle on trempe un linge ou une éponge. On s'en frotte les Dents & le bord des gencives le matin & quelquefois dans la journée, pendant une quinzaine de jours & ensuite de tems en tems.

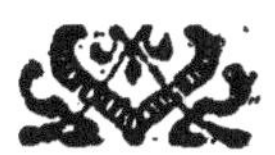

Autre pour nettoyer & blanchir les Dents.

Prenez Alun de roche demie once , fang de Dragon trois gros , Canelle & Maftic un gros de chacun , reduifez le tout en poudre fort fine , melez-y fuffifante quantité de miel rofat , pour en faire un opiat dont on fe frotte avec fuccès les Dents le matin , après quoi on lave fa bouche avec de l'eau tiede & quelques gouttes d'eau vulneraire.

Autre en poudre.

Prenez Nacre de perle deux gros , yeux d'Ecrevice deux gros , femence de Perles un gros , Sel commun & Alun de roche de chacun un gros , Pierre ponce calcinee & os de Seche de chacun un demi gros , Iris de Florence , graine d'Ecarlate & Canelle de chacune un fcrupule ,
pule ,

pule, Musc & Ambre gris de chacun cinq grains, reduisez le tout en poudre très fine & frottez-vous en les Dents le matin après quoi l'on rince sa bouche avec du vin blanc, ou de l'eau tiede , & un peu d'eau de vie.

Autre Dentifrice en Opiat.

On prend Gomme Lacque une demie once , Canelle & racine de Pirette trois gros mis en poudre separément & passés par un tamis de soye des plus fins. On y ajoute une once de sang de Dragon , autant de Santal rouge , des perles preparées , & des os de Seches de chacun une demie once , pierre Hematite & terre sigillée de chacune deux gros , Alun calciné & Myrrhe, de chacun un demi gros. Le tout bien mêlé , pulverisé & passé, joignez-y suffisante quantité de miel rosat preparé.

M m

Si on veut que cet Opiat ait de l'odeur, on y ajoûte quelques grains de Musc & d'Ambre gris. L'Iris de Florence lui donne aussi un goût agréable à la bouche, & l'on peut y en mettre. Cet Opiat est admirable pour nettoyer & blanchir les Dents & fortifier les gencives.

Poudre pour blanchir les Dents des personnes à qui elle est plus commode que l'Opiat.

Prenez sang de Dragon, Corail rouge, Sucre candy & Pierre ponce calcinée parties égales. On y peut ajoûter de la Myrrhe, du Mastic & de la Tutie, une quantité proportionnée à celle qu'on veut faire de cette poudre, en y joignant pour l'odeur l'Iris de Florence, & pour les vertus le Gerofle & la Canelle.

FIN

Fautes à corriger.

Page 40 , ligne 18 , périt, *lisez* périr.
P. 146 , l. 11 , le , *lisez* les.
P. 167 , l. 5 , molaires de lait restées, *ajoûtez* & des parcelles.
P. 179 , l. 3 , embarrasser, *lisez* embrasser.
P. 181 , l. 18 , d'Erosions , *lisez* d'Erosion.
P. 212 , l. 24 , marquées, *lisez* masquées.
P. 241 , l. premiere, Lourdis, *lis.* Lourdet.
P. 308 , l. 21 , entierement , *lisez* interieurement.
P. 305 , l. 19 , à l'alvéole , *lisez* de l'alvéole.
P. 338 , l. 15 , que cette , *lisez* que l'extrémité de cette.
P. 378 , l. 5 , tale , *lisez* talc.

APPROBATION

De Mr Cafamajor, Docteur Régent de la Faculté de Médecine de Paris, & Cenfeur Royal.

J'Ai lû par ordre de Monfeigneur le Chancelier un Manufcrit qui a pour titre : *Expériences & Démonftrations faites pour fervir de fuite, & de preuves à l'Effai fur les maladies des Dents, &c.* Rien de plus utile, de plus agréable que les Dents ; rien de plus néceffaire, de plus eftimable que l'art de les conferver. Cette partie de la Chirurgie, que beaucoup ignorent, que la plûpart négligent, & que quelques-uns méprifent, eft très-bien traitée dans cet Ouvrage ; les recherches de l'Auteur & fes découvertes fur cette matiere font curieufes, intéreffantes, & on doit lui fçavoir gré des foins & des peines qu'il s'eft donné pour fe rendre utile au Public. A Paris, ce 31 Décembre 1745.

CASAMAJOR.

d'icelles ; que l'impreſſion dudit Ouvrage ſera
faite dans notre Royaume & non ailleurs, en
bon papier & en beaux caracteres, conformément à la feüille imprimée attachée pour
modéle ſous le contre-ſcel des Préſentes ; que
l'Impétrant ſe conformera en tout aux Régle-
mens de la Librairie, & notamment à celui
du dix Avril 1725 : & qu'avant de l'expoſer
en vente, le Manuſcrit qui aura ſervi de
copie à l'impreſſion dudit Ouvrage, ſera remis dans le même état où l'Approbation y
en aura été donnée ès mains de notre très-
cher & féal Chevalier le Sieur Dagueſſeau,
Chancelier de France, & qu'il en ſera enſuite remis deux Exemplaires dans notre Bi-
bliothéque publique, un dans celle de notre
Château du Louvre, & un dans celle de notre
très-cher & féal Chevalier le Sieur Dagueſſeau, Chancelier de France, Commandeur de
nos Ordres ; le tout à peine de nullité des Préſentes. Du contenu deſquelles vous mandons
& enjoignons de faire jouir ledit Sr Expoſant
& ſes ayant cauſe, pleinement & paiſiblement,
ſans ſouffrir qu'il leur ſoit fait aucun trouble
ou empêchement. Voulons qu'à la copie des
Préſentes, qui ſera imprimée tout au long au
commencement ou à la fin dudit Ouvrage, foi
ſoit ajoûtée comme à l'Original. Comman-
dons au premier notre Huiſſier ou Sergent
requis de faire pour l'exécution d'icelles tous
actes requis & néceſſaires, ſans leur demander autre permiſſion, & nonobſtant clameur
de haro, charte Normande & Lettres à ce
contraires ; car tel eſt notre plaiſir. Donné à

Paris le vingt-huitiéme jour du mois de Janvier, l'an de grace mil sept cens quarante-six, & de notre régne le trente-uniéme.
Par le Roi en son Conseil.

SAINSON

Registré sur le Registre XI. de la Chambre Royale & Syndicale des Libraires & Imprimeurs de Paris, n. 601. fol. 529. conformément au Réglement de 1723. qui fait défenses, Art. IV. à toutes personnes de quelque qualité qu'elles soient, autres que les Libraires & Imprimeurs de vendre, débiter & faire afficher aucuns Livres pour les vendre en leurs noms, soit qu'ils s'en disent les Auteurs ou autrement. Et à la charge de fournir à ladite Chambre Royale & Syndicale des Libraires & Imprimeurs de Paris les huit Exemplaires prescrits par l'Article CVIII. du même Réglement. A Paris le 5. Avril 1746.

VINCENT, Syndic.

De l'Imprimerie de JOSEPH BULLOT,
1747.

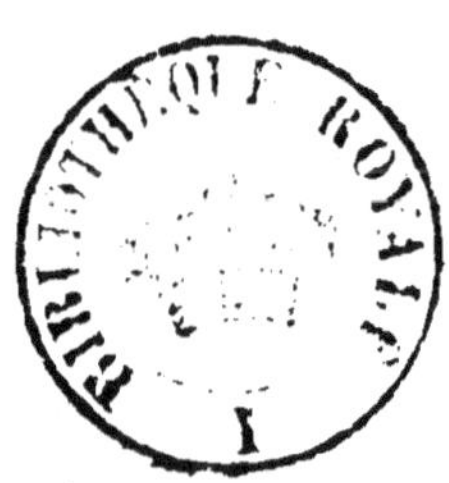